# 我不是憂鬱症，是心太累

## 身心科名醫教你：不依賴藥物、零復發

Bohbot- Medical
Clinic 院長・精神科醫師
龜廣聰
夏川立也 著
胡慧文 譯

# 目錄



## Part 1 當憂鬱說來就來



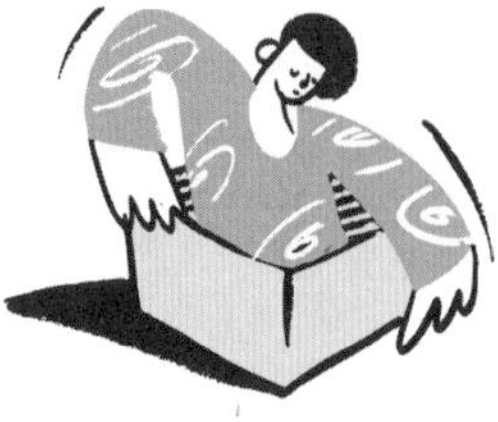

## Part 2 活在「當下」



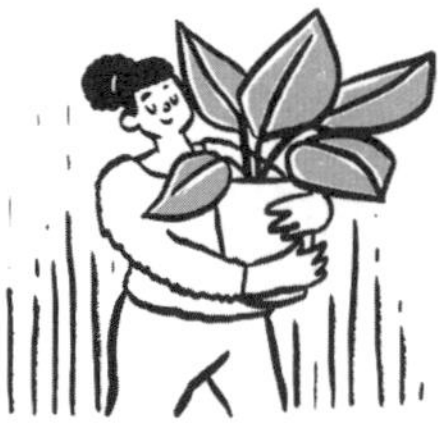

推薦序

# 客製化醫療，讓醫者與患者看到治本痊癒的希望

今年初，一位三十餘歲的女性由先生陪同來診間，她主訴因遭職場霸凌，出現過度換氣、心悸、心情低落、易哭泣、食慾降低、失眠等症狀來求診，經過評估，先予以她生理改善的建議，不到一個月，自覺改善八成，兩個月不到的時間已完全恢復且找到新的工作。她在診間曾透露她原本的擔憂：「原本我以為會治療很久，沒想到好這麼快。」我提醒她之前的症狀是因為壓力大，導致身體原本的問題惡化導致，身體穩定了，心情自然會回穩。

還記得幾年前，一位阿嬤帶著他的孫子來診間看診，我習慣性對於陌生的患者或是客戶詢問他們是如何得知診所看診的資訊？這位阿嬤回答：「醫師你忘了嗎？大概將近十年前我帶我兒子來看診，當時他精神狀況很糟，吃了一大堆藥物，也沒辦法工作，來這邊看一段時間，改善之後藥也不用吃，還可以正常工作，到現在都很好。」

我聽了心中不由自主地跟著感動，眼眶霎時微濕，更開心曾經幫助她的家人重返健康生活，因為這正是我近二十年來開設整合醫學診所的心願。

近日接到幸福綠光出版社即將出版由日本精神科醫師龜廣聰，與文學家夏川立也合著的《我不是憂鬱症，是心太累》一書的訊息，彷彿看到平行時空的自己，包含改善的建議也大同小異，甚至連呼吸放鬆的建議（先呼氣再吸氣，請見本書第一〇〇頁）也如出一轍，很感謝在地球上，也有和自己理念做法不謀而合的醫者。誠摯推薦大家不妨透過此書來理解客製化的整合醫療模式，如何根本改善身心問題。

## 尋求醫療的第二意見、第三意見

在此，我並非主張這種自身而心、整合正念、提升覺察、配合運動及飲食的整合療法才是正道，然而不可諱言在正統精神科醫療體系下，的確存在許多對標準ＳＯＰ診治系統適應不良的患者，他們不是對藥物治療沒反應，就是因副作用而狀況更糟，導致生活品質長期低落、認知委靡不振，整體功能難以提升及恢復，旁人除了不解，愛莫能助外，甚至還會潑冷水，讓當事人有苦難言，只能默默忍受，諸如此類慘況並不少見，尤有甚者，禁不住身心煎熬，甚至選擇輕生者，也不時聽聞，實令人不捨。

提醒大家，一旦懷疑有身心困擾，還是要先到身心科或精神科接受完整的專業評估及了解相關治療建議。若有疑慮，可以尋求第二甚至第三個專業意見，找到自己適合的改善療方。

衷心期待有更多醫者如同本書作者願意學習及提供患者或客戶整合性客製化醫療模式，幫助更多有需求的患者早日從身心困頓的迷霧中突圍而出，讓醫者及患者在復健過程中，彼此看到真正治本痊癒的希望，雙贏圓滿。

光能身心診所　精神科專科醫師

鄭光男

鄭光男 FB

鄭醫師的部落格

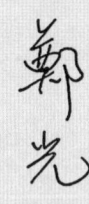

推薦序

# 症狀不可怕，可怕的是不知道如何與症狀共處

憂鬱近年成為人人皆熟知的名詞，然而大家對於憂鬱症的概念與處遇卻不甚理解，甚至不確定是否冠上精神疾病的稱號。

「心理師，我覺得我最近情緒很憂鬱，我不知道怎麼辦？」

「心理師，老師說我的孩子可能有憂鬱症，我自己覺得沒有，你覺得我要帶孩子去看醫生嗎？」

「心理師，醫生說我有憂鬱症，然後開藥給我；但是我不想吃藥，我怕我一吃藥，就一輩子都要靠藥物了！」

「心理師，我不覺得我需要吃藥；還有什麼辦法可以好？」

長期在社區的工作中，每每接觸到不同的個案與個案親友，可以感受到大家期待獲得一個症狀名稱，並解放對於內在情緒低落或憂鬱症狀的困惑；然而獲得醫師的診斷與建議之後，當必須開始面對服用藥物的階段，卻又感到抗拒且擔憂服藥後的副作用。也許來自於民眾對於精神疾病的焦慮與恐慌，也許擔心冠上精神疾病後的標籤化，相對治療

的療效就有所設限。

當每每聽到民眾內心的吶喊與無助感時，除了同理內在的焦慮外，我最常跟我的個案說：「症狀不可怕，可怕的是不知道如何與症狀共處。」

精神疾病的發展歷史中，因為社會風氣的發展而有所轉變，目前台灣依據美國精神分析學會翻譯精神疾病診斷準則手冊（Desk Reference to the Diagnostic Criteria）至第五版的修正（DSM-5-TR）隨著不同的歷史階段亦進行修正，正如同在第一版的精神疾病診斷準則手冊中，將同志列如精神疾病，但隨著社會的轉變，同志已經成為多元性別的一環，不再以精神疾病為看待。

## 在生活中學習與憂鬱共處

憂鬱若看成精神疾病，好像就會讓我們陷入疾病的眼光，甚至自己也會給自己更多的壓力。《我不是憂鬱症，是心太累》把病理與症狀淡化，假若看成只是「心生病了或太累了」，可以透過休息或調適的方法讓自己調理身心，再度重新出發。

本書最吸引人的地方，不單單是介紹憂鬱症的相關症狀與類別，除了談及藥物治療的必要性，同時也讓我們可以在生活中學習與憂鬱共處。在心理處遇與治療，往往由「生理—心理—社會」三個角度進行討論，生理的介入可以由醫師所開的藥物中獲得協助，心理則可以透過心理師的專業晤談，而社會則可以從家庭生活或自我照顧著手。

書中除了融合了心理介入的活在當下的正念，以及尋找自我解壓方式外，同時也提供飲食建議與生活作息的回歸方式，讓我們可以在家就可以照顧自我身心健康。在共處之中找到適合自己的心理與生活調適策略。

芙樂奇心理成長心理諮商所　所長／諮商心理師

張雅淳

Dr. 張雅淳的心理師 FB

芙樂奇心理成長心理諮商所 FB

前言

# 歡迎來到身心科的世界

**這是你對身心科的印象嗎？**
**・高深莫測**
**・不可輕易涉足**
**・和自己無關**

任何人都可能罹患精神疾病，生病的可能是你我，或自己深愛的親朋好友。

本書講述的是一名二十七歲粉領族，某日遭遇晴天霹靂的突發狀況，因而尋求身心科治療，並在此習得「精神疾病」、「憂鬱症」、「如何治療憂鬱」的相關知識，一步步療癒自身的疾病。

本書以主角的第一人稱，忠實呈現其療癒過程。主治醫師以引導病人理解疾病為主旨，在醫學知識的基礎上，傳授呼吸吐納、正念冥想、生活指導、認知行為治療等手段，指導病患如何「不依賴藥物治憂鬱」。

各位讀者請準備好自己的心情，設想病患的情境，然後展開書頁，聽我娓娓道來吧！

# Part 1

# 當憂鬱說來就來

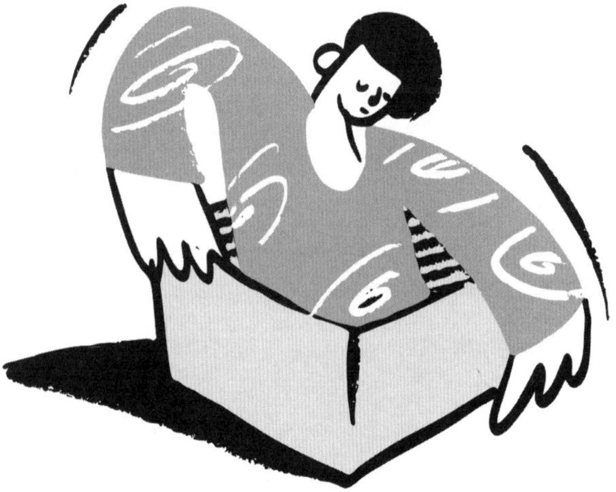

我名叫「晴野日向」，
在一家小廣告公司工作，
是一名大學畢業五年的粉領族，職稱是業務員。
聽父親說，「晴野」這個姓氏在日本不過幾十人，也算罕見。
我至今仍清楚記得，自己上小學的時候，對父親發牢騷說：
「我姓晴野，名叫日向，這不會太過頭了嗎？」
他回我：「總比陰森的日背好吧！」。
我被男同學取笑，說我「明明叫做日向，骨子裡卻很陰暗」，
我氣呼呼質問母親，為何給我取這個名字！

這樣的我今年也二十七歲了，
每天在社會的巨浪中載浮載沉，拚了命想努力保住一口氣。

# 在電車上差點昏死過去，眼前忽然出現一位神祕大叔

某個星期一的早晨，我像平常那樣步出家門，一如往常地走路到電車站，坐上每天搭的同一列電車的同一節車廂，從同一扇窗看向再熟悉不過的街景。

這日天氣晴朗，我想，此刻的天空必定是一片蔚藍吧，但是我如今回憶起來，一切卻只有黑白，風景像失去色彩的沙畫般掠過眼前。

我擠在滿座的通勤電車裡，完全動彈不得，隨著列車的行進搖晃，好不容易攀住靠近門邊的扶手，車廂裡的人團忽然像孩子在玩推擠遊戲似的，使勁向我頂過來，壓得我直不起身。

「好．難．過……」我忽然感到心口一陣慌，有什麼在敲擊著我的肋骨外側。

我閉上眼睛，覺得自己快站不住了，只能死命抓住扶手，接著全身不由自主的打顫，汗珠大顆大顆的冒出來。

至今我還能感受到當時快要昏死過去的窒息，只能喘著大氣，勉強保持清醒。正當我再也撐不下去，眼看就要失去意識，車門忽然打開，我反射性的一個箭步衝出車廂。

這不是我平日進出的車站，對我來說完全陌生。

我蜷縮在月台的座椅前，右手撐著椅面，上半身靠在座椅邊，低垂著頭蹲坐下來。意識朦朧之際，隱約感覺到雜沓的人群紛紛從我身邊走過。

「妳還好嗎？」

一縷若有似無的聲音響起，這聲音好像是朝著我來的，於是我緩緩抬起臉。

映入眼簾的，是一位穿著破洞牛仔褲，搭配藍色橫條紋T恤的中年大叔。他看著蹲在地上的我。這位大叔戴一副時髦的黑框眼鏡，尖頭皮鞋擦得閃亮。

我本來預期這聲音是站務人員過來關心，沒想到來者出乎預料，讓我呆愣在原地。

「妳還好嗎？」大叔又問了一遍。

「我……我……我沒事。」我終於回神。

看也知道，我怎會沒事呢？不過這時候如果回答「我很有事」，也只會給對方添麻煩而已。我告訴他，我在這裡坐一會兒，應該就可以恢復過來，然後站起身，在椅子上坐好，可是頭又無法自主的垂了下來。

（可能是最近忙過頭，累倒了……）

我閉上眼睛，暗自檢討，一面大口呼吸，試圖振作精神。感覺似乎稍微輕鬆一點以後，我又使勁深呼吸兩三回，等到意識逐漸恢復過來，趕快定住這個姿勢，抓緊時間給公司打電話。

「我在電車上，突然人很不舒服，只好在半路的車站稍坐一下，等會兒就去公司。」

我急匆匆地向主管說一聲，就趕緊掛電話。

當我下意識地緩緩抬起頭，眼前的一幕差點讓我驚掉下巴——那位大叔還沒走，而且和我隔著兩張空椅子坐了下來，正盯著我瞧。

「妳真的沒事嗎？」大叔又問了同樣問題。聽他的口氣，似乎篤定知道我有狀況，我不由得心生警戒。

（心懷不軌的宵小？）

不會吧，一大清早就遭遇怪咖？不過如今這個世道，有心人在車站附近出沒，鎖定女性伺機作惡，應該也不足為奇。

就算他純粹是出於一片好意，可是數度追問不捨，也未免惹人心煩。我姑且禮貌的向他道謝，暗地裡打算快快走人。幸好這時體力已經稍微恢復，應該可以動身了。

「我沒事了，謝謝你。」

正當我起身，就要邁步離開的這一剎那——

「我是醫生。」

（這位大叔是醫生?!）

# 這不是疲勞，是精神疾病?!

穿個挖洞牛仔褲，不像是醫生的打扮呀！我定睛看著大叔。

「我是醫生。」此話一出，我幾乎是不假思索的，就要把自己癱在這裡的原因向他和盤托出：我是因為突如其來的一陣大汗伴隨心悸，緊接著天旋地轉，同時感到陣陣惡寒襲來……。總之，可能是沒來由的突發狀況讓我深感不安，萌生了向醫生傾訴的衝動。

「我看妳蹲在這裡，應該是有狀況……」

「身體忽然感到不舒服……」

「忽然嗎？」

「嗯，車廂裡人太擠了，我忽然心口一陣慌，好像被什麼力量死命揪住，接著感到天旋地轉，還伴隨心臟怦怦跳……」

大叔的眼鏡後面隱約閃現一道寒光。

「妳最近該不會忙壞了吧？」

不錯喲，他有認真聽我講。或許是知道他的醫師身分，讓我安心不少。我老實道出自己最害怕工作上的陌生開發，光想到就壓力山大。大叔使勁點頭，默默聽我說。

我也沒在客氣，開始向他發牢騷：公司規定，只要是當月業績沒達標，接下來的每一天，下午回到公司都要提交隔日的行程計畫表，落得我天天都在加班寫計畫。

大叔是位傾聽高手，我倆素昧平生，他卻能夠讓我打開話匣子，毫無顧忌地說個不停，連我自己都不敢相信。

說到一個段落以後，大叔問我：「妳晚上睡得好嗎？」

被他這一問，我才意識到自己最近似乎都沒睡好。前天也是，鬧鐘還沒響，我已經提前一個鐘頭醒來，這是以前從未有過的現象。我想，既然已經沒有睡意，不如起床準備上班，哪知身體完全不聽使喚。我想起床，身體卻沉甸甸，連起身坐在床邊，都費盡我九牛二虎之力。這樣耗了一個小時，直到鬧鐘響起，我才總算離開床鋪，幾乎是艱苦的爬出家門。

「這樣啊……所以妳以前每天早晨都是精神抖擻的起床囉？」

（欸，也不是這樣啦……）

我告訴他說：「一早醒來，我經常感覺肚子上好像壓著沙包，爬都爬不起來。」

「唔～妳的壓力還不是普通的沉重……」

這一瞬間，他時髦的黑框眼鏡後面，炯炯的目光愈發犀利。

此刻不吐不快的我已顧不得大叔的目光，只管自己說下去：「有時早上起床後，胸口好像有什麼在裡面翻攪，而且這種感覺一直不會消退。」

「有這種事……」

「這感覺讓人有種說不出的難過，彷彿有痰堵在心臟和肋骨之間狹小的縫隙裡。我有點擔心，所以就去附近的醫院看醫生。」

「那醫生怎麼說？」

「醫生只說看起來還好，沒發現異常，可是我仍然不放心，懷疑是五臟六腑哪裡生病了。」

「是嗎……」

大叔聽我把話講完，不假思索地脫口說：「這鐵定不是內科疾病。」

「真的嗎？」

身為醫生的大叔都這樣說了，我頓時感到安心不少。

「所以不是生病對不對？我就說嘛，只是最近太累了。」

「欸，是啦，不過話也不能這樣講……」

那到底是還不是？大叔的態度讓我一頭霧水。

「恐怕是妳的心理虛弱了點。」

（心理虛弱了點？）

我從來也沒想過自己會有「心理問題」，失聲反問：「我難道不是疲勞而已嗎？」

大叔篤定地說：「不，妳應該是心理失調啦。找時間到我的診所一趟。」

「你的診所……」

「治療心理疑難雜症的診所，就是所謂的身心科啦！」大叔說得雲淡風輕。

我想起公司去年有位前輩，因為心理失調而不得不長期休養。那位前輩完全失去昔日的霸氣，眼神黯淡無光，整個人十分消沉。

現在的我還不到這個地步吧！我連忙否認：「要看身心科？我還沒這麼糟啦！」

「很難說。我看妳不只是心理虛弱，身體也開始出現症狀，這種事最好不要拖。」

「你扯太遠了啦！說我有心理問題？饒了我吧～」

「大家一開始也都這麼認為。但妳的身體確實出了狀況，才會蹲在這裡動彈不得，不是嗎？」

（大叔沒說錯……不過，我就是累壞而已嘛，關心理什麼事？）

## 身心疾病好比心理骨折

看我默不作聲，大叔加碼說道：「這種事誰都有過，就好比是心理的骨折。」

（我聽說過把心理疾病比喻成「心理的感冒」，但「心理的骨折」是什麼呢？）

不過，聽到他說「骨折」，反倒讓我感覺輕鬆不少。我就害怕從他嘴裡吐出什麼恐怖的心理疾病專有名詞，如果是「骨折」，至少還有復原的一天。

「心理和身體一樣，也可能一個不小心拐腳跌跤，運氣再差一點就骨折了。這種事可能發生在任何人身上。」

聽到大叔說「可能發生在任何人身上」，我心頭的重擔又卸下不少，畢竟「心理失調」聽起來多少讓人覺得心理素質不夠堅強。

「所以囉！根本不必在意身心科這個名稱。」

我看著安慰我的大叔，回想起最近的自己。

（大叔這麼一說，我才想到自己這陣子確實有點士氣低落……）

（還曾經胃痛一整天都好不了）

（更別說早上老是起不來，讓我恨透了事事無能為力的自己，感覺快被自責的洪流吞沒了）

（有時還會突然感到悲從中來，莫名掉淚）

（有時很想要不顧旁人，放聲嘶吼）

最近的種種畫面在我的腦袋裡飛快穿梭，等我好不容易拉回到現實——

「儘管說沒什麼好在意的，但是一聽到身心科，我還是覺得心裡有道關卡過不去……」

大叔似乎也不打算強行說服我，卻突然使出一招殺手鐧，有如是在相撲競技場上，面臨決勝負的最後關鍵時刻，一舉把對手逼出界那樣，他只是語氣淡定的說：「別想多了，就當是和在車站月台搭訕妳的人喝杯茶而已。」

（即使只是這樣，對我來說都已經是高難度……）

大叔沒理會我的糾結，自顧自地說：「下星期六的中午一點如何？」

「蛤……」

一張名片不由分說的遞了過來，上面寫著「Bohbot- Medical Clinic 院長　龜廣聰」。

「你就是龜廣醫師嗎？」

「沒錯。千年鶴，萬年龜，我就是龜廣，龜廣正是在下。」

（這樣自我介紹不嫌老派嗎……）

我內心嘀咕。基於平日的職業慣性，我也很自然地向大叔遞出自己的名片。

（實在看不懂這位大叔，但是感覺他似乎有兩下子，就像神仙一樣）

我於是暗地裡給龜廣醫師取了一個「龜仙人」的綽號。

「那麼，晴野日向小姐，我等妳喔。」

「欸，龜仙……不對，龜廣醫師……下周六見！」

就這樣，我生平頭一遭即將跨入身心科的大門，而在此之前，我一直以為自己這輩子絕對不可能和身心科有任何瓜葛。

# 儘管猶豫再三，還是決定推開身心科診所的大門

自從遇到龜仙人以後，我上網查了許多資料，簡直不敢相信自己的症狀竟然和心理失調的表現一模一樣。

「真的，就是這個樣子……」我對著電腦螢幕，不斷喃喃叨念。

時間距離我預約身心科（正確的說，是「被預約」）門診的星期六越來越近，我也逐漸變得有些期待，總歸是「看一趟醫生比較安心」。

龜仙人的診所開在電車沿線上的一處大站旁，這處大站距離我認識他的那個小站，還要往北再過三站。從車站大廳搭手扶梯，來到自動剪票口，走出剪票口就是偌大的車站大樓二樓，前方面對的百貨公司大門口，正在向車站湧出的人潮招手。百貨公司櫥窗裡，展示著當季最新流行的華麗款式，如果是不久前的我，鐵定被吸引過去，但是現在的我對這一切完全提不起興趣。

（走出中央剪票口以後往左轉……）

我在心中默念著，腳步朝左邊走去。位於車站大樓二樓的所有出口都可以直通行人天橋，連結車站前的幾棟大樓。我來到其中看起來最老舊的一棟，爬上四樓的同時，內心猶豫起來：現在打退堂鼓還來得及。我杵在診所門口，幾乎就要臨陣逃脫。

（身心科對我而言，果然還是有障礙。再說，這一切症狀可能只是我一時的錯覺……可是，我的症狀怎麼看都符合心理失調的表現……呃，既然來都來了，還是硬著頭皮進去吧！）

「只要看身心科，十之八九都會被判定為憂鬱症，然後叫你吃藥。」

腦海中忽然竄出以前聽朋友們說過的話。不知為何，我最討厭的陌生拜訪工作，一下子和眼前的情境重合在一起。儘管猶豫再三，我終究還是豁出去，伸手推開診所大門。

這扇門比我預期中還輕巧地打開了，眼前豁然出現一個氣氛祥和的異世界。一進門的右手邊有座白色櫃台，一名女士用沉穩的語調接待來客。左側的候診室十分寬敞，大約放置了十張單人座椅，背靠著牆面一字排開。

「這些椅子好時尚。」我忍不住低聲讚嘆。設計感十足的鋼管椅，坐起來頗為舒適。女歌手的爵士樂旋律從揚聲器輕緩地流淌在空間裡，一點也不突兀地完美融合現場氣氛，診間時不時傳來幾聲輕緩的叫號聲，呼叫病人入內看診。這應該就是龜仙人的聲音了。各自緘默地安坐在椅上等待叫號的病患，一個接一個消失在診間的門後。

坐了一會兒，我聽到裡面在喊我的名字。我輕輕推開診間的門。

「日向醬，妳來啦！」龜仙人像是見到朋友似的，笑盈盈地招呼我。

我按耐住七上八下的不安，怯怯回道：「前幾天，多謝你了。」

## 安定舒適、讓人放鬆的診間

初進診間，只覺得這裡面好開闊。房間的最後面是一張設計講究的大辦公桌，坐在辦公桌後面的龜仙人，面向門口對著我。

診間前方是一座ㄇ字型沙發，正中央擺放玻璃茶几，大約就是兩張小椅子拼起來的面積，茶几上疊放著報章雜誌。房間裡有一面寫滿了字的白板，書櫃裡則塞滿了書。室內整體設計走的是二十世紀中期的現代主義風格，極簡的擺設帶給人安定的舒適感。

我印象中的身心科診間，總是空間侷促，醫生和病人得面對面挨近說話……總之，這個診間完全出乎我的意料。

（這比較像是社長的辦公室吧？也不對，如果是社長辦公室，又稍嫌亂了點。應該比較像家裡的客廳，感覺似乎是我到龜仙人家玩。）

龜仙人看我眼睛四處打量，對我解釋說：「一般的診間都是醫病雙方面面相對，這樣會有壓迫感。」

「的確是……」

「我們診所想要盡可能讓病人放輕鬆說話，為了不要讓病人感到壓迫，我在照明和香氛上也用了一點心思。」

「這樣啊……不過，東西好像還是亂了點。」

（不小心說了真心話）

「是沒錯，但是診間裡有點東西，說話的時候，視線也有地方可以活動。」

也對，室內擺設的種類豐富，眼睛有東西可以打量，感覺似乎更自在。

「那我應該坐哪裡好呢？」

「都可以，妳自己選個喜歡的座位吧！」

我下意識地選了ㄇ字型沙發的左側坐了下來。

「初診必須好好暢聊一番，不找個自己坐起來舒適的位子，那就太辛苦了。」

「暢聊？」

「是啊，動輒兩、三個小時，妳接下來有得說了。」

「兩、三個小時?!」我不自覺提高嗓門。

（兩、三個小時！從來沒聽說過這麼長的問診時間）

# 病人復職後「再發病率掛蛋」的身心科治療

「接下來，我們要談談妳的問題。不過在進入正題之前，我必須先提醒妳，那種初診給妳填完初診表，再來個十五分鐘左右的問診以後，立刻讓妳拿藥走人的診所，妳最好別去。」

「一般病院不都是這樣看病的嗎？」

「心理疾病是不能這樣看的。」

「不行嗎？」

「不行。還有，我這裡是診所（clinic），不是病院（※1）。妳知道病院和診所哪裡不一樣嗎？」

「呃～病院是日語，診所是外來語。」

歪腰……龜仙人模仿吉本新喜劇的搞笑哏，做了一個昏倒的誇張姿勢。突如其來的玩笑舉動，和他的醫生形象反差太大，我忍不住噗哧地笑出來。

「不是這樣，這是法律決定的。」

於是龜仙人簡單為我說明了病院和診所的分類，是以病床數量做區別。

※1 在日本，診所（clinic）和醫院都只是「診療所」的通稱。診療所和病院的區別，主要在於病床數。二十床以上才可以稱為病院，而診療所不必有住院設備。至於綜合病院，則必須具備一百張以上病床，其他像是醫師和專業工作人員的配置也有不同規定。

「原來如此。」對於龜仙人的說明，我只能點頭附和。

「換句話說，你是一家小型醫院的經營者囉！」

「沒錯，而我的專科就是身心科。」

「不就是人家說的精神科嘛。」

「這是誤會，精神科和身心科還是有點不一樣。」

根據龜仙人的解釋，精神科處理的是精神症狀，包括焦慮、沮喪、坐立不安等情緒症狀，或是幻聽、幻覺、異常執着、失眠睡不著等症狀表現，而身心科則進一步囊括了心理和社會因素誘發的肉體症狀。

由於民眾在感受上比較排斥看精神科，所以有的醫生索性給診所掛上身心科的招牌，算是比較「親民」吧！這些是一般外行民眾很難理解的內情。

「這樣啊～」

看我漫聲回應，龜仙人下結論似的說道：「也罷，一般說來兩者沒差啦。」

歪腰……這回輪到我下意識地做出吉本新喜劇的滑稽動作。

## 盡心照顧好每一位重回職場的患者

龜仙人的看診，更像是和我閒話家常。

（現在回想起來，其實他的診療早就在進行當中了）

「我們診所是一家專門支援 rework 的身心科，妳知道什麼是 rework 嗎？」

「rework ？」

「rework 就是日語的『復職』（※2），我們支援那些因為精神有狀況而暫停工作，休養後重新回歸職場的病人。為了盡心照顧好每一位重回職場的患者，我們診所不接那些病情與職場心理健康不相關的病人。」

「所以這裡只看因為工作而罹患身心病的人嗎？真的很稀奇呢。」

「是啊。多數診所來者不拒，什麼人都看，但是我們診所經過篩選，只專注特定對象，這樣可以提升治療品質，達到很好的效果。」

龜仙人自信滿滿地繼續說道：「問妳一個問題。猜猜看，目前在全日本，心理疾病的病人復職後五年內再發病的比例是多少？」（※2）

「怎麼忽然變成猜謎遊戲了？」

「沒關係，妳就隨便猜猜看嘛！」

「唔～那就一半吧！」

「答對了！」

歪腰……閉著眼睛隨便猜竟然就正中紅心，電視劇也不會這樣演，我不禁又做出了誇張的假摔動作。

※2　根據二〇一七年厚生勞動省調查，大企業員工因為憂鬱症再度發病、導致再休職的比例，分別是復職後一年的二八．三％、兩年的三七．七％、五年的四七．一％。

「有這麼高?!」

聽到五年內會有將近半數人舊病復發，我頓時感到烏雲罩頂。龜仙人彷彿是要為我撥開層層烏雲似的，安慰我說：「不過，妳大可以放心，我們診所病人的再發病率是……」

「是多少？」

「我們診所病人的再發病率是……」

「是多少？」

「我們診所病人的再發病率是……」

「你就別再故弄玄虛了。」

「竟然是，〇％！」

「〇％?!這是真的嗎？」

「當然是真的，這怎能騙人呢。」

「太厲害了吧！」

龜仙人自己或許沒注意到，他一得意，連鼻孔都撐開了。我看著他誇張的神情，不由得喃喃說道：「這診所好像真不一般，我得再聽聽他怎麼說。」

## 話說回來，你真的是「憂鬱症」嗎？

龜仙人並沒把張大的鼻孔收起來，又接著說：「當然啦，再發病率○%是有理由的。」

「什麼理由呢？」

我不由得伸長脖子湊過去，急切的想知道答案。再怎麼說，全國平均再發病率高達四七．一%，他卻可以保持○%的紀錄，這樣還不神嗎？

（究竟是什麼樣的治療方法？如果不是方法高明，那就是用藥獨到，是什麼特別的藥嗎？還是有一般人不知道的神奇醫療儀器？）

我拚命轉動腦子，龜仙人卻像是在嘲笑我白費力氣似的回道：「謹慎做出正確診斷，給予病人正確治療。」

歪腰……我又誇張的假摔一跤。

「醫生不都是這樣嗎？」

人家還想知道他用的是什麼高明的醫術，竟回答我「正確診斷與正確治療」。

龜仙人似乎是想要安撫我的失望和不滿：「這妳就錯了，在身心科的世界裡，這兩件事都是難以企及的，這才是真實的醫療現狀。」龜仙人從大辦公桌後面站起身，走到右側的白板前。他唰唰唰地擦掉半面白板上的字，拔開黑色白板筆的筆蓋，寫下「憂鬱狀態（※3）」幾個字。

※3 所謂「憂鬱狀態」，是指平日經常陷入憂鬱情緒，有鬱鬱寡歡、消沉沮喪的強烈情緒，並且長時間持續處在這樣的狀態下。

「日向醫，我們首先要知道，來到身心科看憂鬱狀態的人，可以分為『有病』和『沒病』兩種。」

我被龜仙人的白板教學吸引，傾身向前想聽個仔細。這和在學校上課不一樣，現在講的可是攸關我的健康問題，只是這內容聽得我似懂非懂。

「沒病的憂鬱狀態是什麼情況呢？」

「嗯，簡單說，就只是單純的情緒低落。」

「情緒低落？有人就只因為情緒低落來看病嗎？」

「有，而且很多，例如失戀的人。」

「這種事我三天兩頭都在經歷呀！」

「就是嘛。」

「……所以，你的意思是，失戀不該看醫生嗎？」

「抱歉，我不是這個意思。只不過，我就看過受不了失戀打擊的病人，約好兩星期後再回診，結果時間還沒到，她已經滿血復活，說要取消預約。」

「蛤……」

「女性的復原能力很驚人呀……女人是很可怕的……」

也不知龜仙人想起了什麼，自顧自的念念有詞。

「總之，誰都會有一時的情緒變化，這並不屬於我們的治療對象。」

「有道理。」

「其他像是夫妻吵架，這類諮詢也不歸我們身心科管，該去找三野文太[1]吧～」

龜仙人看我一臉茫然，問我說：「〈午後即時報[2]〉節目裡，有個『現場來電單元』，妳沒看過嗎？」

「還真的沒有。」

「啊，那是昭和年代的節目～時代的變遷也未免太快了……」

姑且不論龜仙人總是隨口說些莫名所以的事，但是光聽到有人竟可以若無其事的上身心科看醫生，就已經夠叫我吃驚的。

龜仙人又說：「我們診所和許多企業簽有顧問契約，目前連同大型企業在內，簽約的就有三十多家，這些企業的員工當中，偶爾也會有像這樣來『串門子』的。」

（原來如此……）

「就以像我們這樣，設在車站附近的診所來說，我們要能夠分辨，會表現出憂鬱狀態（depressive episode）的六大類疾病。」

「哪六大類疾病呢？」

六大類，這樣算多還是少呢？我不知道。所以我也是憂鬱症嗎？我一面應聲，腦海中不由得浮現疑問。

「失智症也會以憂鬱狀態表現，不過我們診所不看這個，所以我直接省略。」

龜仙人一面解釋，一面在白板上振筆疾書。

・雙極性情緒障礙（躁鬱症）
・單極性情緒障礙（憂鬱症）
・憂鬱體驗反應（包含神經發展障礙的共病，也就是廣義的適應障礙）
・症狀性憂鬱狀態
・精神病性憂鬱狀態
・藥物性憂鬱狀態

在我看來就是一連串可怕的病名，不禁感到有點沉重。
「這六大類當中，實際上使用抗憂鬱劑有效的，就只有重度憂鬱（憂鬱症）。」
我沒聽懂，只好發問：「所以你想要說的是……」
「我要說的是，多數人只把焦點集中在憂鬱狀態，所以病人被診斷為『憂鬱症』，然後服用只對憂鬱症有效的『抗憂鬱劑』。」
「這樣不會出問題嗎？」
「當然會，因為絕大多數病人使用抗憂鬱劑，都發揮不了作用。事實上，被診斷為憂鬱症而轉到我們診所的，截至目前為止就有五百四十例。」
「有這麼多病人呀！」
「不少病人因為病情一直得不到改善，而必須長期療養。」
得知如此驚人的事實，我不由得沉默了。龜仙人打破凝重的氣氛說道：「現在，問題來了。」
「又要玩猜謎了。」
「我們轉診進來的患者，先前幾乎都被診斷為憂鬱症，正在服用抗憂鬱劑和安眠藥等處方。妳猜，這裡面真正罹患憂鬱症的有幾人？」
呃……這叫我怎麼猜呢？我想起龜仙人說憂鬱狀態可以分為六大類，於是答案就出來了。「六分之一嗎？」

「錯！」

「也是，既然都是醫生診斷過的，正確率應該會更高才對。」

「不對，正確答案是，兩個人。」

「兩人?!五百四十人當中只有區區兩個人？我看看，那不就是……正確診斷率只有○．三七％！」我小時候上過珠算班，心算很在行。

龜仙人不敢置信地瞪大眼睛：「日向醬，妳簡直計算神速……」

「呵呵呵，我是學過珠算的喔……」

一個人總會有那麼一兩樣拿手的才能嘛。說到這裡，龜仙人直起腰板，正色說道：

「所以說，日向醬，妳的症狀如果進一步惡化，到其他身心科診所看病，很可能也會被斷定為憂鬱症，然後給妳服用抗憂鬱劑喲。」

「我光想到就頭皮發麻。」

話才說完，我又忍不住囁嚅：「聽你這麼說，我應該不是憂鬱症，對吧？我還以為自己鐵定就是憂鬱症了呢！」

1：橫跨昭和與平成時代的日本電視節目名主持人。

2：〈午後は○○おもいッきりテレビ〉是一九八○年代開設的帶狀節目，以時事評論和生活情報為主，在三野文太接棒主持後成為大受歡迎的長壽節目。

「我看十之八九並不是。」

「那我是什麼病呢？」

「這個妳先別急。如果是心理疾病，病名會自己現身，所以最好不要急著翻牌。」

「有這種事？」

「是的。我會一邊治療，一邊慢慢告訴妳，妳就安心吧！」

「蛤……」

## 好用的「憂鬱症」病名

我還是半信半疑。龜仙人不由分說地下結論：「總之，抗憂鬱劑可以治療憂鬱症，如果服用了好幾年抗憂鬱劑都不見效，我可以斷言，病人很可能根本不是憂鬱症。」

「這樣算是誤診嗎？可是，為什麼滿街都是誤診呢？」

「呃，這該怎麼說，我只能講，誰叫『憂鬱症』這個病名這麼好用呢！」

我對龜仙人好不容易給我的答案窮追猛打。

「什麼意思？怎麼個好用法呢？」

「這個嘛……」

「病名還有好用和不好用的差別嗎？」

「呃……」

「那你可以舉出一個不好用的病名嗎？」

「唔，就好比『骨質疏鬆症』。」

「那只是唸起來拗口而已呀。你別鬧了，認真教我吧！」

「這個要留待晚一點再說明。」

「你這樣不是故意吊我胃口嗎？」

「別著急。診療還沒結束呢，先喝杯茶，中場休息一下。」

說著，龜仙人按下辦公桌上的內線，請人送茶水進來。很快的，櫃台的那位女士端著茶盤出現，上面有兩杯熱茶。

我拿起其中一杯，打開杯蓋，氤氳熱氣瞬間瀰漫上來。我看著蒸騰的熱氣，感覺自己好像是打開了潘朵拉的盒子。

# 「憂鬱症」這病名太好用?!

我好整以暇地啜著熱茶，順便瞄了一眼時鐘，時間已經快兩點了。

我聽龜仙人說初診需要兩到三小時，還有點不敢相信，沒想到一小時轉眼就過去了。

龜仙人單手端著茶杯，興奮喊道「茶梗立起來了，真LUCKY！」

「這種事不可以聲張，只能自己知道，而且必須一口氣把茶水都喝乾，不然好運就化為烏有了。」

龜仙人一聽，表情大失所望。這位大叔是個好人，就是有點脫線……。他不甘心地反駁道：「也不過就是茶梗的單一面吸水變重，於是在水中立起來的自然現象而已嘛。」

龜仙人張大鼻孔，繼續賣弄無關緊要冷知識：「還不就是商人為了把混入茶梗的便宜番茶賣出去，編出茶梗立起來會有好事發生的噱頭。說到底，根本就是商人的行銷策略。」

他說得眉飛色舞，我只是冷回道：「這種冷知識隨便啦，你不是要告訴我為何『憂鬱症』個病名太好用嗎？」

龜仙人霎時收斂起玩笑的神情，嚴肅說道：「事實上，我剛才說的就和憂鬱症有關。」

「你是說，茶梗立起來和憂鬱症有關連？」

「可不是嘛，茶梗立起來表示要走好運，重點不在於這說法是真是假，而是你要不要相信。」

「怎麼說呢……」

## 有沒有憂鬱症，在於相信與否

「只要相信茶梗立起來就會走好運，那麼『茶梗等於好運』的前提就會成立。」

「呃，好像懂，又好像不懂……」

龜仙人看我偏著頭，面有難色，他又提出了一個大出意料的比喻。

「好比說，吃無尾熊餅乾時，吃到長眉毛的無尾熊，你就會走好運。」

「越說越糊塗了啦！」

「是嗎？我就是喜歡無尾熊，還以為舉這個例子會很好懂說……」

「你的意思是，醫生如果告訴病人得的是憂鬱症，病人比較容易接受，所以就給病人診斷為憂鬱症，是這樣嗎？」

「這樣講的確比較容易懂，差不多就是了。」

「你說的茶梗、無尾熊餅乾這些，和生病完全八竿子打不著嘛。」

我向龜仙人抗議，他的解說只會模糊焦點，龜仙人卻忽然轉移話題：「身心科診所的地點，差不多都開在車站附近，出站只要幾分鐘的腳程。」
（對耶，他這一說好像真的是這樣）
「妳知道這是為什麼嗎？」
「會不會是因為這樣上班族看病比較方便呢？」
「叮咚！」
「你就別再用昭和時代的音效了，好老派。」
「就近選在距離車站走路幾分鐘的地點，幾個有執照的醫療人員集資，把診所開起來，妳認為他們會面臨什麼樣的問題呢？」
「這樣子的營運成本很高呢！」
「是的，一天至少要看三十位病人才能夠打平開銷，想要多點營收的話，要有四十個以上的病人才行。」
「以一天看診八小時、四八〇分鐘計算，平均看一個病人十二至十六分鐘。」
「不愧是心算小神童！所以現在滿街都是十五分鐘的診療時間。」
（可是，如果說開診所也是在做生意，那麼這樣計算成本也是無可厚非呀……）

龜仙人似乎看穿我的心思：「假如只是圖方便，剛好路過順便看個病，我當然沒話說。但是這樣的診所沒有心理師可以諮商，十五分鐘就草草結束診療，只負責給病人開藥吃，這是絕對不行的。」

龜仙人努力想要說服我，急得眉間都擠出皺紋了。

「民眾完全誤會了，看到診間擠滿求診的患者，就以為是受歡迎的好診所。」

「不是這樣嗎？看到人多就會覺得比較有保障。」

「妳看看妳在說什麼？」

「咦，不是嗎?!」

「診所又不是餐廳！」

（有道理……）

我感覺氣氛好像瞬間起了微妙變化。不是壓迫的沉重感，而是令人不由得挺直腰桿的緊張氛圍。

「如果是因為診療高明、用藥精準，那診所門庭若市也是應該的。」

「對呀，可是那些看不好的診所，為何還吸引那麼多病人呢？」

「因為上門的病人對醫生說『我好像得了憂鬱症』，醫生順著病人的意思下診斷說『你確實是憂鬱症』，然後三兩下給了抗憂鬱劑，這就是診所門庭若市的緣故。」

「……」

「有些人在車站附近的身心科看病，是為了討一張憂鬱症診斷證明，好向公司請假。有的則是為了拿到處方藥物。」

「真的假的？」

「我們診所平均每個月都會拒絕四十到五十名這類求診民眾的要求。」

啊！我忍不住驚呼。

「這些被拒絕的人，有的會勃然大怒，嗆我不配當醫生，或是怒踢椅子洩憤。」

我驚訝到說不出話了。龜仙人繼續說道：「想要支持病人走到『寬解狀態（※4）』，醫生對大多數案例都必須花費相當時間，耐心診察，否則無法正確判斷病名。病人本身也要受一點苦，付出一定努力，並且堅定自己『克服疾病』的意志力。」

龜仙人說得鏗鏘有力，大受感動的我一時說不出話。

※4 所謂「寬解狀態」，不同於痊癒或完全康復，它是指疾病症狀好轉或大致消失，也就是醫學上的「可控制狀態」。就身心科而言，「寬解狀態」是指「恢復到幾乎不影響社會活動的狀態」，但是不排除再發病的可能性，所以有些案例在寬解後仍持續接受治療。

根據龜仙人所言，為了協助病人進步到寬解狀態，醫生必須充分指導病人理解疾病的特性，回看自己的人生，覺察導致自己如今生病的習慣和性格特質，並找出相應的對處之道，還要明確認識自己正在服用的藥物名稱、作用及副作用；也就是必須做到疾病教育、心理教育、服藥指導多管齊下。

就在這時，他忽然演起一人分飾兩角的對口相聲：

「我好像得了憂鬱症？你確實是憂鬱症，我給你開抗憂鬱劑。」

「……」

「晚上睡得好嗎？什麼，不好睡？那我給你開安眠藥。」

我傻眼，這也轉得太快了。

「就這樣，看醫生的作用，只是讓病人從此開始吃藥而已。」

「……好可怕喔。」

「沒錯。藥物一定有副作用，有的副作用造成病人無法正常上班工作。很多病人到後來根本也忘了自己當初為何會生病，他們已經分不清生病的原因了。」

說到這裡，龜仙人改唱起獨角戲，走的是暴跳搞笑風：「這哪是看病的診所，簡直就是藥物自動販賣機嘛！」

「這樣說會不會有點過頭了呀？」

「一點也不！這樣的診所橫行，已經是普遍事實，誰快來管一管啊！」

龜仙人的頭頂好像蒸汽火車頭，噴出大把大把的熱煙。

「日向醬，妳覺得，會不會有人懷疑自己得了憂鬱症，去診所找醫生，醫生如他所願的判定他就是憂鬱症，但是病人卻回過頭問醫生說，什麼是憂鬱症？」

「應該沒有人會這樣搞吧！」

「我剛才在白板上寫了六種病名，除了憂鬱症以外的其他病名，我如果要向病人解釋，你認為我得花多少時間，才能夠讓病人聽懂呢？」

「這個嘛，講解三十分鐘可能都有點勉強……」

「長久以來，大家都已經被灌輸了『得憂鬱症就要服用抗憂鬱劑和靜養』的認知，所以醫生只要給病人處方藥，再叮囑好好靜養，幾乎所有的病人都會欣然接受，沒有第二句話。」

「真的耶。只要說是得憂鬱症，診所就可以節省時間，提高收益。」

「現在妳明白了吧！老實告訴妳，得憂鬱症就像是沒來由的突然掉進坑洞裡，多數根本找不出原因。」

「是喔？」

「所以囉，反過來說，如果生病的原因十分明確，幾乎可以推斷很多都不是真的憂鬱症。」

「像我，原因應該就是工作壓力太大。」

「即使並非憂鬱症，只因為病人主訴出現憂鬱症狀，就被醫生斷定為憂鬱症，這便是日本目前的身心科在做的事。」

說完，龜仙人將杯裡的茶水一飲而盡，接著給我舉了一個自己診所的實際案例。

【A女士案例】

以下是五十歲A女士的親身經歷。

A女士任職於某大製造公司的技術相關部門。她自四十多歲起就在身心科接受治療，最初被診斷為「輕度憂鬱症」，開始了每天服藥的日子。

龜仙人說：「什麼叫輕度憂鬱症？妳聽說過輕度流行性感冒嗎？流行性感冒就是流行性感冒，憂鬱症就是憂鬱症！」

接著就開始批判起身心科，不過這部分稍後再聊。A女士這樣持續看了將近十年的身心科，但病情絲毫沒有改善的跡象。

公司專屬的產業醫師研判，A女士如果繼續看同一位身心科醫師，不僅對病情沒有幫助，反而會非常危險，因此將她轉介到龜仙人的診所。

龜仙人告訴A女士：「我先不急著下診斷，我不只需要妳本人的主訴和診間的問診，還要和妳的家人、職場同事進行三方面諮詢。」

於是，除了A女士本人和她的先生，龜仙人還邀集了A女士工作上密切接觸的同事等，早在初診之前，已經事先完成大量的面談記錄。A女士在龜仙人初診前的兩星期，就必須開始記錄每天的生活細節，從起床與就寢時間、幾點鐘吃了哪些食物內容、水分的攝取量、手機和電腦的使用時間，乃至大小便的如廁記錄等，將所有日常活動內容鉅細靡遺的抄錄下來。

初診當天，問診時間從十三點二十四分持續到十七點，大約是三個半小時，全程有A女士的先生作陪。問診內容從A女士的幼兒期到學齡期的成長表現、雙親和家族病史、居住環境、就讀過的學校、搬家史和轉職經歷及其轉換原因、日常情緒變化和曾經歷的大小事等，在看似閒話家常中，龜仙人不斷蒐集重要線索。部分精神疾病具有遺傳性，所以親屬的家族病史不容遺漏，但是許多診所就連如此基本的資料都忽略不問，這讓龜仙人大為憤慨。

結論雖然不是很好懂，不過龜仙人給A女士的診斷是「輕躁症」。她會有一陣子情緒特別高亢，說話變得滔滔不絕、睡眠少也不覺得累、假日跑公司加班、為了考證照去上補習班……每到這種時候，她總覺得自己腦子特別靈光，做什麼都很順，而且像一部永動機似的停不下來。

這一點從她先生的說詞可以證實。他說A女士有時會為了一點小事莫名煩躁，甚至大發雷霆。龜仙人診斷認為，A女士並非憂鬱症，而是「雙極II型障礙」。只因為她的躁症表現比較輕微，被先前的身心科醫師忽略，事實上，這也是一種很容易和憂鬱症混淆的疾病。

這麼一來，A女士必須停止服用吃了長達十年的抗憂鬱劑，這事非同小可。幸好，她持續接受不依賴藥物的復職療程，最終順利回歸工作崗位。

---

我雙臂環胸，凝神聽著A女士的案例，點頭如搗蒜。

龜仙人看著已經完全進入狀況的我，說道：「不依賴藥物的復職療程，正是我們診所的看家本領。」

病人受了整整十年的折磨，竟然在龜仙人不依賴藥物的治療下，脫離精神疾病的苦海。我除了讚嘆，還能說什麼呢？

「這治療太神奇了！」

「日向醬，妳現在也有機會體驗這個神奇的療程喔。」

我一下子愣住，不知自己是否該表現出雀躍的樣子。

「問妳一個問題。」

「又要猜謎了嗎？」

「我們診所有個可以拿來說嘴的小小特色，妳說，會是什麼呢？」

「既然是小小的，我鐵定猜不到……」

龜仙人亮出白牙粲然一笑：「那就是藥廠的業務代表……」

「蛤？」

「藥廠的業務代表完全不上門，哇哈哈哈！」

（意思就是說，診所不進藥囉～）

「哇哈哈哈！」

（這種事需要笑得這麼開心嗎……）

「哇哈哈哈！」

這時候的我還沒有認知到，藥廠的業務代表完全不上門，究竟意味著什麼。對醫療院所而言，這簡直就是魔王級考驗。

# 什麼是「雙極性情緒障礙」？

龜仙人從抽屜裡取出一大疊空白的問診記錄表，一邊遞給我，一邊說道：「下次回診前，可以把它們填好交給我嗎？」

這厚厚一疊少說有幾十張紙。

「不只妳要填寫，還有妳的家人、職場的同事，這裡面也有他們的一份。我必須盡可能從各方面蒐集資訊，抽絲剝繭，才能夠做出正確的鑑別和診斷。」

「嗯……」

（可是，我實在不想讓公司的人知道）

「家人知道就算了，可是公司裡的同事……」

看我面露難色，龜仙人說道：「今天如果有人受傷，拄著拐杖進公司，妳會想要幫他嗎？」

「那是當然。」

「為什麼要幫他呢？」

「還用說嗎？看到別人有困難，自然會想要伸出援手。」

「那就對了。只是，別人看不見妳精神上的拐杖，對吧！所以妳其實沒必要隱瞞，大方說出來就是了。」

看我還是有點不情願，龜仙人又說：「沒關係，我們不勉強，但是妳也不必咬牙硬撐。這種事誰都可能遭遇，走不動的時候，借別人的肩膀扶一下就好。」

我沒說話，默默將這疊問診記錄表收進包包裡。龜仙人溫柔的看著我，用冷靜的語氣說道：「我們診所有三分之一的病人都是像妳這樣的初診患者，其他三分之二是從別家醫療院所轉介進來的。這三分之二的病人幾乎全都被診斷為『憂鬱症』，長期服藥卻沒有改善。」

「所以說，他們的起點不是零分，而是從負分開始。」

「是的，因此最初幾個月，光是為了停藥，就已經累到人仰馬翻。」

「要用好幾個月來停藥？」

「沒錯。停掉長期服用的藥物，會引發頭痛、坐立不安、焦躁煩悶、情緒低落、難以入睡等藥物戒斷症狀。這些症狀非處理不可，醫病雙方都很辛苦。」

「原來如此……」

「有的病人會撐不下去，認為與其受戒斷過程的痛苦折磨，不如回去原來的身心科拿藥就好，所以不願再來了。想要接受不用藥的治療，病人本身必須痛下決心才行。」

「可是，如果本來就不是憂鬱症，那現在跑回去吃原來的藥，不是又掉入誤診的死胡同嗎？」

「是啊，不過這是病人自己的決定，身為醫生的我也愛莫能助呀。」

## 有憂鬱症的人會說：我沒憂鬱症

這是我頭一次看到龜仙人露出落寞的神情。

見到他這神情，我忍不住想，他果然是個好人。龜仙人應該沒有察覺我的心思，又接著說：「其實，真正罹患憂鬱症的人，我光看外表就八九不離十了。那些梳妝整齊，打扮得體，自己可以仔細填完厚厚一疊問診記錄表的人，九成不是憂鬱症。」

「有這麼準嗎？」

「罹患憂鬱症的人，冬天穿夾腳拖、襪子左右不同雙、頭髮凌亂、強裝笑臉但是眼睛毫無表情，反正就是給人很不協調的異樣感。不過，洩漏病情的最大特徵，還是他們經常掛在嘴上的口頭禪。[3]」

「什麼口頭禪呢？」

「我沒憂鬱症。」

3：每個人症狀不同，行為表現方式也不一樣，憂鬱症的診斷與程度評估需要醫生或是專業人士判斷，請諮詢專業醫師。

「真的嗎？這不就像喝醉酒的人，最愛說我沒醉……」

「雖然一點都不好笑，不過事實就是如此。」

「這些不是憂鬱症，卻被誤診為憂鬱症的人，到底是得什麼病呢？」

我不假思索的提出最實際的問題，龜仙人指著白板：「以我們診所來說，有六成以上都是『雙極性情緒障礙』裡的『雙極II型障礙』（※5）。」

---

※5 被診斷為憂鬱症的患者當中，實際上有六〇%是雙極II型障礙。(Benazzi.2004)

三七%的雙極II型障礙患者被誤診為憂鬱症。(Ghaemi.2000)

七七%的雙極II型障礙患者最初會被診斷為憂鬱症。

五一%的雙極II型障礙患者需耗時四年以上才得到正確診斷。(Nautilus 會之問卷調查)

---

「雙極性情緒障礙？」

我皺著眉頭凝視白板上沒見過的陌生名詞，龜仙人解釋：「雙極性情緒障礙就是一般人說的『躁鬱症』。」

「躁鬱症?!」

（這病名看起來很不妙啊，我如果不是憂鬱症，難道會是躁鬱症？就是這個雙極性情緒障礙？）

我感覺自己彷彿已經得出結論，急得心臟怦怦跳。

「得這種病，會好嗎？」

我總算勉強擠出一句話，龜仙人不慌不忙地指示我說：「別擔心，日向醬，把氣緩緩的～長長的～呼出來……」

呼～～～呼～～～我試著慢慢調整呼吸。

「雖然有不少精神科醫師根深柢固的認為這個病好不了，所以必須一直服藥，也有許多患者對這個說法深信不疑，所以持續在拿藥，但毫無疑問的，臨床上維持在寬解狀態是可行的，所以我們才會成為『患者再發病率〇％』的身心科診所嘛！」

龜仙人對我循循善誘，他充滿自信的態度，讓我感到有點底氣。

等我情緒平復下來，龜仙人便開始解說何謂雙極性情緒障礙。

「雙極性情緒障礙」可分為「I型」和「II型」兩種。「I型」的特徵是躁症表現顯著，「II型」的特徵則是躁症表現不明顯，但持續時間比較長。以高速道路來比喻，就是沒有「上坡號誌」標示的話，駕駛人不易察覺的緩坡，直到不知不覺開上好幾公里，再回頭看，才知道自己原來已經登上高海拔。

不同於憂鬱症是發生原因不明的「精神疾病」，無論是哪一型的「雙極性情緒障礙」，發生原因都十分明確，那就是「腦神經系統的平衡機制崩壞」。

腦神經可分為「中樞」和「末梢」兩類，「中樞神經」主管思考、情緒、意志等高層次功能，「末梢神經」則管理運動神經和自律神經。當兩者的運作失去平衡，身體就會狀況百出。

末梢神經裡的自律神經失去運作平衡，可能明明不傷心卻掉淚、不感覺熱卻冒汗、沒來由地忽然心悸或天旋地轉、耳鳴、頭痛……症狀可說是層出不窮。

而主管思考、情緒、意志的中樞神經失去運作平衡，精神狀態會變得不受控。誰都會有高低起伏的身心波動，時而感到衝勁十足，時而萎靡不振。一般狀況下，思考、情緒、慾念的波動是同步的，也就是情緒低落（情緒）時，人變得凡事意興闌珊（意志），也無法思考（思考）；反之地，情緒高漲時，鬥志昂揚，思緒活躍。但是當中樞神經失去平衡能力，思考、情緒、意志的起伏難以相互配合，就會產生起伏波動的落差。

龜仙人用藍色和紅色麥克筆在白板上畫出兩道波浪，兩者的波型出現些許參差。他賣力解釋。

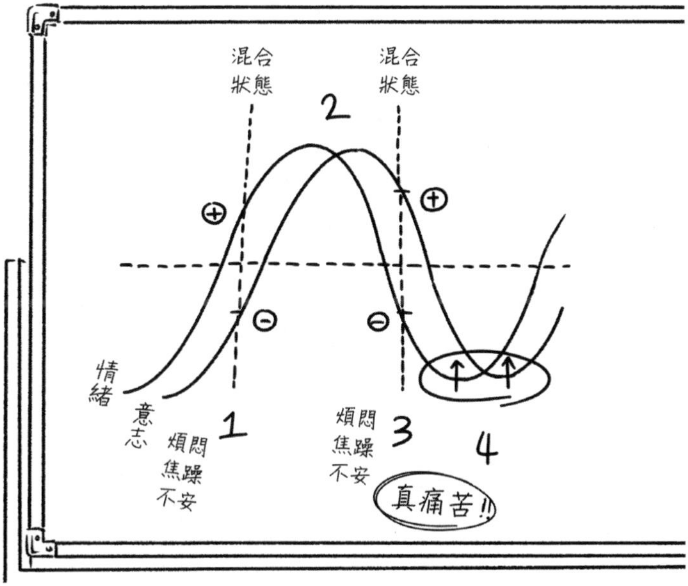

1. 波型參差，波動起伏不同步，情緒和意志表現有落差，儘管情緒高昂，卻鼓舞不了意志。
2. 當意志跟上了情緒，兩者開始同步，進入積極正向的輕躁狀態。
3. 狀況逆轉，鬥志仍高昂，但情緒開始低落。
4. 久而久之，情緒和意志進入同步低落的消極負面狀態（也就是所謂的觸底反彈體驗）。

上述的週期循環變化可能歷經數月到數年不等，這就是「雙極性情緒障礙」，其表現特徵是波型參差，陷入了「同時混合著躁和鬱」的「混合狀態」。

・**雄心勃勃但是情緒低落，陷入乾著急。**
・**情緒高昂但提不起幹勁，感到坐立難安。**

一旦進入「躁鬱混合狀態」，整個人會處在無法言說的焦躁之中，只覺得坐立難安，感到心裡莫名焦灼，最終連末梢神經的運作都會失常，導致自律神經失調。而在思緒亢進狀態下（※6），滿腦子都是負面思考，壞念頭百轉千迴縈繞不去。

※6 亢進狀態是指因某種原因造成平衡崩壞，導致思緒過度高亢，脈搏不必要的狂跳，身心處在激動狀態。

龜仙人說，雙極性情緒障礙的最大問題，是波型參差帶來的混合狀態。

聽了龜仙人的說明，我不自覺吐露出心中的感受：「所謂雙極性情緒障礙，就是腦神經系統失去協調運作的能力……意志和情緒無法同步作用，這痛苦我懂，的確太折磨人了。」

「雙極性情緒障礙的治療，就是要縮小波型的參差。這個不依賴藥物也能治，所以妳儘管安心吧！」龜仙人放下白板筆，走回辦公桌前，緩緩打開抽屜，似乎是要拿出什麼資料，誰知映入我眼簾的，竟是一盒無尾熊餅乾。

（對呀，他剛才說過自己喜歡無尾熊餅乾……）

龜仙人把手伸進餅乾紙盒裡，發出一陣窸窣聲，然後取出一片餅乾，端詳了上面的圖案，接著拋進嘴裡。

（現在不是還在診療當中嗎……）

龜仙人看我滿臉驚愕地盯著他，問我：「想要來一片嗎？」

「喔，不是，我不是這個意思……」

「不用客氣。」

說完，他又從餅乾盒裡掏出一片餅乾，看了看圖案。

「哇嗚～」

「怎麼了嗎？」

「抽中大吉無尾熊了。」

歪腰～

「日向醬，妳要走好運了，這隻無尾熊妳一定要吃。」

「我要走好運了嗎？」

（的確，這陣子經常感到欲振乏力，很多事情想做，就是完全拿不出行動，心裡好煩好焦慮，好像做什麼都不對……）

我把龜仙人遞過來的無尾熊餅乾放進嘴裡，心中回想著自己這些日子的心境。

我聽見龜仙人在辦公桌前喃喃自語：「怪了，為何無尾餅乾的盒子要做成六角柱型？呃～今晚又要失眠了……」

（這人看起來應該很牢靠，偏偏又表現得散漫不羈，真叫人捉摸不透……）

# 為什麼反覆酗酒、自殘、吸毒？

龜仙人的白板門診時間，更像是為我開班授課。

「一般人在面臨焦躁不安的情緒時，會想要做點什麼來緩解。」

「這應該是很自然的反應吧！」

「所以囉，有些人，特別是年輕女孩，會放開來亂吃一通，然後再催吐。吐光的瞬間讓他們感到如釋重負，於是漸漸養成暴吃了再催吐的習慣。這些人去看精神科，會被診斷為『進食障礙』。」

「我聽過這個病。」

「問題就在於，進食障礙只是對患者的行為描述，根本沒有交代生病的真正原因。」

（如果是因為雙極性情緒障礙造成的焦慮不安，那龜仙人的批評就很中肯了）

「緩解焦慮的手段不僅限於暴食又催吐，酗酒、吸毒的人也一樣，他們也想要在短時間內忘卻焦慮不安的痛苦。」

「所以這些人會被診斷為『酒精成癮』或『藥物成癮』。」

「其他還有很多症狀表現。像是通勤的半路上，忽然感到一陣強烈恐慌，因為他以為自己忘記鎖上家裡的大門了。妳說，這該怎麼辦？」

「趕緊回家把大門鎖好呀。」

「是啊，所以他回家確認，發現大門鎖得好好的。他十分慶幸，還好有鎖，然後重新去上班，可是才走到車站，不安的念頭又浮現，只好再回家一趟。」

「為什麼這麼疑神疑鬼呢？」

「自然不是因為擔心門沒鎖。如果是這樣，那他回家檢查一遍就可以安心了，何必再跑第二。但他就是感到不安，只好再回家檢查，確定大門鎖得好好的，然後他再度走向車站，可是越走越感到不安……就這樣，他一趟又一趟的往返家門和車站之間，結果公司也去不成了。這是真人真事喔！」

「光想像都替他感到累。」

「這樣的人去看精神科，會被診斷為強迫型精神官能症[4]或強迫型人格障礙。」

「又來了……」

「有些人會自殘，最典型的自殘行為就是割腕。當他們感到『好痛！』的瞬間，大腦會試圖控制疼痛感，而釋出腦內嗎啡「多巴胺」（dopamine, DA）。多巴胺又稱為β-內啡肽（β-endorphin），是一種帶給人愉快感的神經傳遞物質。這些人先是看到自己流血，然後血又被止住，這會讓他們得到『淨化』的感受，於是一再透過見血的自殘行為獲得滿足。」

「那他們得的是什麼病呢？」

「多半就是被診斷為『人格障礙』吧！人格障礙患者會利用自殘行為來操控周遭的人，但也有一部分人只是默默自殘，獨自忍受痛苦。」

「真是無言……我聽說過這種事，想到就毛骨悚然。」

「混合狀態令人無法忍受，所以會用盡辦法企圖解決痛苦。成癮症幾乎都是這麼來的，不過這些試圖減輕痛苦的行為只能暫時收效，然後他們很快又開始焦慮，也就是症狀重新出現，病人只好又採取相同的解壓手段，就這樣陷入輪迴的漩渦。」

「然後就成癮了。」

「很遺憾的，這些行為會一次次受到強化。所以我們必須了解成癮症的形成機轉，以及成癮症對身心和社會造成的危害，還有脫離成癮的過程會面臨哪些戒斷症狀。」

## 只專注表面症狀，忽視疾病本質的現代醫療

龜仙人的白板講座條理分明，淺白易懂。或許是看我一臉認真的聽講，他再接再厲：

「這些人去看精神科，向醫生陳述自己處在混合狀態的焦慮不安，醫生只看到患者的焦

4：精神官能症（Neurosis）是憂鬱症、焦慮症、恐慌症、強迫症、厭食（暴食）症的統稱，屬於功能性心理障礙，病人會有身心上的不適感，但不包括妄想、幻覺與幻聽，其行為不至於讓社會難以接受，也不影響或阻礙正常思考。主要有「焦慮型精神官能症」和「憂鬱性精神官能症」兩大類。

慮，就給予『精神官能症』的診斷，使用抗焦慮藥物治療。」
「那就和不是憂鬱症，卻診斷為憂鬱症一樣。」
「沒錯，只專注在表面症狀，完全忽視疾病的本質。我敢斷定，醫生想要掌握到疾病背後的本質，三十分鐘的初診是絕對不可能辦到。」
「原來如此……」
「病人分明是罹患『雙極性情緒障礙』，但醫生診斷失誤，害得病人沒能得到正確治療，被迫長年與病痛苦戰。一想到有這麼多病人在受苦，我簡直忍無可忍。」龜仙人的目光望向遠方說道。
「你在看哪裡呀？」
「蛤……我在看遙遠的地方。」
「遙遠的地方是哪裡？」
「未來吧？」
（看得到才怪……）
龜仙人直勾勾的盯著遠方僵住不動，我也管不了他了，只顧整理自己的思緒：「也就是說，如果能夠洞見多數症狀背後的根本原因，就會知道問題出在雙極性情緒障礙……」

## 喝酒紓壓不是壞事，但過頭就不是好事

龜仙人對我的自言自語有了反應，他重新把目光轉向我，說道：「沒錯。我相信多數人都有過用喝酒來逃避內在焦慮的經驗。」

我頗有同感的點點頭：「的確，誰沒有去過居酒屋或卡拉ＯＫ喝酒唱歌紓解壓力呢！」

「為了逃避壓力帶來的焦慮不安，我們會採取各種手段，這就叫做『自我治療[5]』。如果用得好，我們稱它是『良性自我治療』，用得不好，那就是『惡性自我治療』。」

「『良性自我治療』和『惡性自我治療』……名稱有點長啊！」

「這是重點嗎？」

「不好記嘛……」

「那說『good』和『bad』不就得了。」

「這樣又太簡化了啦！」

「重點在於程度問題。究竟是『good』或『bad』，這要看程度。喝酒紓壓本身不是壞事，但是喝過頭給周圍的人帶來困擾，這就是『bad』。」

「如果不是喝酒，而是吸毒呢？吸毒是違法的，絕對是『bad』。麻煩的是，『bad』往

5：Self-medication 是一種人類行為，意指個人使用某些物質，或任何外在影響，來自我治療身體或心理疾病。

往可以帶來立即的效果，更刺激也更吸引人。」

（這是事實……）

「所以更容易叫人成癮，但是它持續的效果短暫，有的還違法，又可能造成別人的麻煩，而逐漸破壞人際關係。相反的，『good』雖然無法立即看到效果，但是它有持續性，我們診所會教導患者如何運用『良性自我治療』。」

「做得好。」

「『良性自我治療』的方法很多，我們以後慢慢說，比方說呼吸法，一來完全不必花錢，二來也不打擾任何人，而且隨時隨地都可以進行。」

說著，龜仙人又將手伸進餅乾盒裡一陣窸窣，取出一片餅乾。他定睛瞧瞧，喃喃說道

「又抽中稀有版」，然後遞給我。

我接過一看，是割盲腸無尾熊。肚子上有道傷疤的可愛無尾熊，臉上掛著淚珠，模樣叫人心疼。我不由得將自己現在的處境投射在這隻無尾熊身上，毫不猶豫的將它一口放進嘴裡。

（龜仙人做事雖然不按牌理出牌，但應該還是值得信賴……）

# 憂鬱症衛教宣導活動的背後玄機

「先聲明，接下來開始進入今天問診的尾聲了。」龜仙人說著，從書櫃裡取出一本雜誌。

雜誌封面寫著《AERA[6]二〇一五年七月六日號》。

「這是幾年前的《AERA》。」

龜仙人用手指點了點上面的某一則報導，出聲朗讀這則報導的標題——

「抗憂鬱劑對八成患者無效？但仍繼續開出處方」

讀到這則標題的瞬間，歪腰抽了一口涼氣。

「這是一則關於埼玉縣獨協醫科大學井原裕教授的報導。他和我一樣主張『不依賴藥物的治療』。因為理念相同，我們成了好朋友。我簡單向妳說明這則報導的內容。」

說著，龜仙人用紅色麥克筆在白板上寫下「NNT」三個字。

「NNT？不是電信公司嗎？」

「不對不對，是NNT。它是藥物的效力指標，用來評估一種藥物需要多少名患者接

6：AERA為朝日新聞報社所發行的周刊。

受治療，才能使一位患者受益。根據二〇〇九年發表的醫學文獻，抗憂鬱劑SSRI的NTT為七到八。也就是說，七到八名患者當中，只有一人有效。」

「如果真如龜仙——呃，是龜廣醫師所言，那抗憂鬱劑就只是對一部分病人有效而已。」

（好險，綽號差點脫口而出）

「正是這樣。順便告訴妳二〇一二年發表的醫學文獻，同樣是SSRI的NTT為三到八，就算我們取其中間值五，也只是五位病人當中一人有效。換算下來，抗憂鬱劑對八成的病人是無效的。」

「數字會說話，看到實際數字更覺得可怕……」

「日本憂鬱症學會自二〇一二年以後發行的治療指引，就聲明不鼓勵對憂鬱症以外的憂鬱症候群使用抗憂鬱劑，可是臨床上的使用量卻未見減少。」

「統計數據和醫學研究文獻已經證實，學會也不鼓勵，但醫生仍舊沒有減少開藥，這不是很奇怪嗎？」

「是很奇怪對吧？原因就出在醫生仍繼續開著同樣的處方，理由是『憂鬱症』這個病名太好用了，許多醫生就把這個方便利用到底。其實它背後還有製藥廠的銷售策略在運作。」

「銷售策略?!原來是有見不得光的內情。」

一聽到事情竟牽扯金錢利益，我大吃一驚。

龜仙人雖然看似冷靜，但隱約可以窺見其中透露著義憤。

「日向醬，妳聽說過『憂鬱症是心理的感冒』這句標語嗎？」

「我聽過。我們在車站月台第一次碰面的那天早上，你說『憂鬱症是心理的骨折』，那時我就想到，自己聽說的是『心理的感冒』，而不是骨折。」

「我說它比較像『骨折』，是因為進入寬解狀態以後，仍需要繼續復健，所以我們診所都說它是『骨折』。」

「原來是這樣啊……」

## 原來憂鬱症人口是被創造出來的

「『憂鬱症是心理的感冒』這句話之所以人人琅琅上口，都要歸功於一九九九年製藥廠的憂鬱症衛教宣導活動，採用這句話做為宣傳標語。」

「這句話竟是出自製藥廠的衛教宣導標語？」

「是啊。說憂鬱症像感冒，首先已經說服民眾，這就是個人人都會中獎的疾病。」

「的確高明……」

「當時，日本大學醫學部內山教授曾經試算，日本因為民眾失眠造成的經濟損失，一年高達三兆五千億日圓。」

「三兆五千億日圓?!這是個什麼樣的概念呢？」

「如果以每天喝一瓶一百日圓的罐裝咖啡換算的話……」

「大約可以喝一億年。」

「好厲害的神算。蛤？妳說一億年?!」

「一億年前差不多相當於地球的中生紀，當時的暴龍如果每天喝一瓶罐裝咖啡，可以一直喝到現在不間斷。」

「日向醫原來連歷史也很拿手。無論如何，沒有暴龍可以活到今天。」

「現在說到哪裡去了？不過，這個金額確實很驚人。」

「總之，將失眠的一大原因連結到精神疾病的衛教宣導，這給了藥商很好的著力點。至少減輕了民眾一直以來對精神科的偏見，不再排斥看精神科。問題是藥商做過頭了。」

說到這裡。龜仙人嘆了一口大氣。

「新陳代謝症候群的衛教宣導給出『男性腹圍超過八十五公分』的標準，這是任何人一看就懂的客觀數字，所以衛教宣導大獲成功。可是精神科很難比照辦理，因為我們無法給出一道人人可遵循的明確界定標準。」
「的確，很多問題無法簡化成單純的數字。」
「何況許多人曾是『企業戰士』，經歷過二十四小時無休的勞動時代。日本的中高齡勞工普遍存在『找人訴苦是軟弱的表現』、『忙碌就是福』的觀念，這樣的社會氛圍更不利於有需要的民眾看精神科。」
「我在電視上的〈懷舊廣告特輯〉看過，可是我以為這些是黑心企業才有的事。」
「這是當年的普遍現象，為了突破堅不可摧的觀念壁壘，藥商必須找出一句足以比美新陳代謝症候群衛教宣導的文案，於是在一九九八年，打著某金句的宣傳文案登場了。妳知道是哪一句嗎？」
「我雖然在廣告公司工作，但只是個拉廣告的業務代表……」
「正確答案是『爸爸，你好睡嗎？』」
「高招！如果是女兒開口，爸爸可能會欣然接受。」
「這文案還有後續，接下來是『連續兩周以上睡不好，就是憂鬱症的警訊』。」
「原來如此。把問題聚焦在睡眠時間，就容易得到具體數字，方便民眾自行檢驗。」
「不只是本人，還可以順便提醒家人彼此注意。製藥廠商以失眠做為切入點，一下子打開市場。」

「畢竟誰都有過失眠的經驗。」

## 睡不著就是罹患憂鬱症?!

「但事情的發展卻出乎意料，也不知怎麼連結的，最後竟醞釀出一句『睡不著就是罹患憂鬱症』的流行語。」

「真是意外呀，衛教宣導有好也有壞。」

「妳說得沒錯。然後開始有聲音鼓動民眾說，超過兩個星期沒睡好就要去找醫生、總是感到情緒低落就必須趁早治療，結果連有心事的健康人也被說成是憂鬱症，車站前的身心科診所如雨後春筍般冒出頭，開出大量處方藥物。」

龜仙人面色凝重。

「當初的衛教宣導目的，是為了提醒民眾注意日益嚴重的勞工心理健康問題。因為是靜岡縣的富士市率先發起，所以被稱為『富士模式』。」

「等一下！我記得富士市是公益團體，並不是製藥廠商。再說，它的出發點並沒有錯呀。」

「可是它的合作機關有醫師團體、藥劑師團體，演變到後來就是在賣藥。這些團體的背後有藥商撐腰，如同是魚肉百姓的地方惡霸官府。嘻嘻嘻……」

「別笑得那麼邪惡好嗎？說是地方惡霸官府會不會太超過了？」

「妳有所不知呀。這一衛教宣導活動在全日本展開的第二年，也就是一九九九年，發生了一件事。」

「我不敢聽……」

「就是抗憂鬱劑ＳＳＲＩ在日本核准上市。」

「這是巧合嗎？我感覺今天好像發現新大陸一樣……」

「放心吧！我們診所沒有半個藥廠的業務代表會來的，哇哈哈哈～～～」

（真是的，就告訴你這種事不適合拿來說笑……）

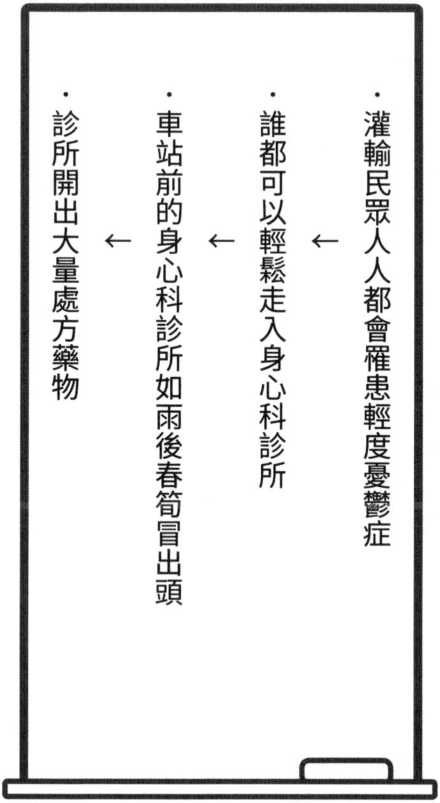
・灌輸民眾人人都會罹患輕度憂鬱症　←
・誰都可以輕鬆走入身心科診所　←
・車站前的身心科診所如雨後春筍冒出頭　←
・診所開出大量處方藥物

龜仙人在白板上寫下這一連環套，又說「有實際數據可以佐證喔」，然後一併列出數據資料。

【情緒障礙患者歷年人數變化】（厚生勞動省・患者調查）

一九九九年44萬人

二〇〇二年71萬人

二〇一一年96萬人

【抗憂鬱劑的市場規模】（富士經濟調查）

二〇〇五年 790 億日圓

二〇一三年 1176 億日圓

二〇二二年推估將超出 1500 億日圓

「憂鬱症的相關研究會應該很需要龜廣醫師這樣的意見，你要踴躍表達才對呀！」我盯著白板，發自肺腑的說道。

龜仙人輕輕地搖了搖頭。

「很早以前就有醫師反映過了。」

「真的嗎？」

「不過這樣的醫師畢竟只是很少數。藥商主辦的研討會上不會有這樣的聲音出現，所以我想要讓更多醫師了解現實狀況。」

聽到這裡，我真的無言以對。

## 可以不使用的藥物就不用

沉默了半晌，我瞄一眼時鐘，時間已近傍晚五點。一開始說初診需要二到三小時，哪知一轉眼就是四個鐘頭。

這四個鐘頭除了我的相關問診，又加上圍繞著身心科的種種現實，讓我的腦袋已經呈現飽和狀態。龜仙人像是要為今天的談話做最後總結：

「今天和妳談了很多，請妳別誤會，以為我否定製藥公司的價值。好的藥物多不勝數，就連抗憂鬱劑對治療憂鬱症也有一定功效。不過截至目前為止，我們診所僅僅使用過兩例病患而已。」

「也就是說，總共只有兩位憂鬱症病人囉！」

「正是這樣。就只有唯二的兩例而已，這兩例都只用了四到五個月的單一種抗憂鬱劑，而且完全不使用安眠藥和抗焦慮藥物，之後再服用兩年的中藥。我們持續追蹤觀察，並未發現不良變化，病人因此順利從治療『畢業』。換句話說，只需使用四到五個月的抗憂鬱劑，病人即可進入寬解狀態。」

「所以說，有效的話，只用一種藥就綽綽有餘了。」

「我想盡可能為那些受苦受難的病人提供良好的醫療協助，首先就是做出正確診斷，可以不使用的藥物就不用。我打從心底認為，這才是我應該做的事。」

我大受感動，猛力點頭，龜仙人忽然迸出一句：「現在，問妳一個問題。」

「怎麼突然又來個大猜謎？」

「什麼藥吃了以後無法便便？」

（怪了，今天有說到這種藥嗎？）

看我搜索枯腸，龜仙人戲謔地笑說：「什麼藥吃了以後無法便便？正確答案是……BENZA BLOCK！」

「便座？BLOCK！」[7]

（現在是玩哪齣？小朋友的腦筋急轉彎嗎？）

## 不依賴藥物的治療絕對可行

龜仙人急忙正色，改口說道：「不開玩笑。醫生的權威讓病人感到無力，就算醫生沒有惡意，可是對症療法走偏了，就會出現只顧著開藥的身心科和精神科。我只是希望這樣的治療模式可以減到最少。」

或許是求好心切，龜仙人握著筆的手都用力握出青筋了。

「我們的方法或許看不到立即效果，但是能夠持續累積，不依賴藥物的治療絕對是可行的。下星期的診療時間，我們會認識『心理治療』的相關知識，並學習不依賴藥物的『良性自我治療』，請妳務必在生活中認真實踐。」

「喔，我知道了。」

我實在跟不上龜仙人的變化速度。

「下次回診，別忘了把家人和職場同事填好的問診記錄表帶過來。」

「……喔，我會記得。」

「那就麻煩妳先到櫃檯預約下次的回診時間再走喔。」

說完，龜仙人對我畢恭畢敬的深深一鞠躬，還慎重其事地向我說：「今天多謝妳了。」

7：便座即馬桶座，BLOCK為阻塞之意。Benza Block 其實是日本武田製藥出品的綜合感冒藥。

（如果是我道謝還說得過去，但是龜仙人為何要謝我呢？）

我陡然一驚，懷疑龜仙人該不會又在模仿誰鬧著玩。但他只是對我揮揮手說：「下星期再見囉！」我把心中的狐疑暫且埋藏在心裡的一角，對他一鞠躬。

走出大樓，外面已是夕陽西斜。我彷彿好久沒看過火紅的夕陽了。梗在心頭的重負總算卸了下來，我輕盈的快步登上天橋，向車站走去。

# 一回神才發現已經成了超級藥罐子的病人現身說法

以下我要補充這次初診，從龜仙人得知的【超級藥罐子B先生的駭人經歷】。

某年某月的某一天，時年三十六歲的B先生初訪龜仙人的診所。龜仙人一看到B先生出示的處方用藥，嚇得差點從椅子上跌下來。主治醫師給B先生開的，多數是精神科用藥，首先是抗憂鬱劑，然後是三種抗癲癇藥物和治療「思覺失調症」（譯按：台灣舊稱精神分裂症）所使用的「非典型抗精神病藥物」（又稱第二代抗精神病藥物）兩種，還有現在已經停售的強烈鎮定劑「Vegetamin（※7）」複方藥兩顆，外加三種安眠藥、兩種抗焦慮劑。因為藥吃多了引發便祕，醫生又給了便祕藥。

藥物的副作用造成B先生手部震顫，所以再加上一種抑制震顫的藥物。總計B先生每天必須服用十多種藥。而病到如此程度的他仍必須上班，他在工作上的表現就可想而知了。丟三落四是常態，從車站的樓梯上摔下來也不稀奇。

※7 vegetamin為藥效極其強烈的合成藥物，令人服用後身體動彈不得，甚至稱號「吃的拘束衣」，日本在二〇一六年十二月停產。

※8 B先生的處方箋

○○年○月○日　　○○○○先生用藥

醫療機關名稱：　○○診所

保險醫師名字：　○○○○醫師

| | |
|---|---|
| 〔1〕帝拔癲 200 mg | 4 顆 |
| 每日二次　早、晚飯後 | ×14 日分 |
| 〔2〕贊安諾 0.4 mg | 3 顆 |
| 每日三次　三餐飯後 | ×14 日分 |
| 〔3〕安心平 0.5 | 1 顆 |
| 感到不安時 | ×14 日分 |
| 〔4〕樂命達 100mg | 2 顆 |
| 每日一次　晚飯後 | ×14 日分 |
| 〔5〕欣百達 20mg | 1C |
| 每日一次　早飯後 | ×14 日分 |
| 〔6〕思樂康 100mg | 3 顆 |
| 每日一次　就寢前 | ×14 日分 |
| 〔7〕阿立批挫錠 3 mg | 2 顆 |
| 每日二次　早、晚飯後 | ×14 日分 |
| 〔8〕Vegetamin A 配合錠 | 2 顆 |
| 〔9〕氟硝西泮 2mg | 2 顆 |
| 〔10〕酒石酸唑比坦片 10mg | 1 顆 |
| 〔11〕番瀉苷片 12mg | 2 顆 |
| 每日一次　就寢前 | ×14 日分 |
| 〔12〕樂比克 10mg | 1 顆 |
| 失眠時 | ×14 日分 |
| 〔13〕加巴噴丁 300mg | 6 顆 |
| 每日二次　早晚飯後 | ×14 日分 |
| 〔14〕鹽酸比哌立登 1mg | 3 顆 |
| 每日三次　三餐飯後 | ×14 日分 |

〔飲食禁忌〕

・酒精類〔2〕〔3〕〔5〕〔6〕〔7〕〔8〕〔9〕〔10〕〔12〕

・含有聖約翰草（St John’s wort）成分之食物〔5〕

○○藥局

然而，B先生儘管有過四到五次的留職停薪紀錄，他最後仍堅持回到工作崗位，百折不撓的堅毅個性最終也救了他自己。

事情的經過請容我留待後述，總之，公司後來挑明了告知他，下次再提出留職停薪，就得請他捲鋪蓋走人。這個最後通牒讓B先生痛下決心，找到龜仙人的診所。他當時向龜仙人出示的處方箋內容，請參照前頁「B先生的處方箋」（※8）。

龜仙人認為這張處方箋實在太荒唐[8]，藥物已經導致B先生整個人病懨懨。據龜仙人描述，他那時對B先生由衷驚嘆道：「真難為你還能活著找到我。」

龜仙人看B先生藥量吃得這麼大，卻對工作絲毫沒有幫助，還因為無法好好工作，不得不數度辦理留職停薪，忍不住好奇問他：「你難道不曾懷疑，吃這麼多藥很奇怪嗎？」B先生說，他也曾疑惑是否必須服用如此大量藥物，於是經人介紹，到附近的大學教學醫院看診，尋求醫療第二意見。

經過兩天一夜的住院檢查，大醫院醫生診斷認為，B先生確實是罹患憂鬱症，診所醫師給他的用藥正確無誤。「因此我以為自己的病就是必須用到這個藥量」，萬般無奈的

8：醫師會考量患者的憂鬱症症狀嚴重度，來決定是否使用藥物治療以及選擇哪種藥物，就診時請務必告知醫師自身狀況，由醫師評估。

他只好認命，繼續回去工作。然而，別說是工作，他終日睏倦，連在通勤電車上都站不住。龜仙人事後調查，才得知B先生住院接受檢查的那一家大學教學醫院，正是最初判定他罹患憂鬱症的那位開業醫師的母校。

## 頭痛醫頭腳痛醫腳，導致藥越吃藥多

之後，B先生試著找到一位風評頗佳的醫生看病，這位醫生認為B先生「確實用了太多藥」。B先生滿心以為總算遇到高明醫生，毫不遲疑的轉院接受這位醫生的治療。看到醫生幫自己逐漸減藥，B先生自然是滿懷希望，哪知當他一回神才發現，轉院後所吃的藥，竟然比轉院前更多了。

龜仙人說，後來的這位醫生對醫學理論的掌握比誰都在行，但是理論並不等同臨床實踐，這位醫生的對症治療已經做得太過火。每次只要B先生說自己哪裡不舒服，這位醫生就會針對性地開處方，頭痛醫頭腳痛醫腳的結果，這醫生給他開出了一牛車的藥。到這時候，B先生已經陷入絕望，深深感到「精神科實在太可怕了」。他將最後希望寄託在一位中醫師身上，可是這根救命稻草拒絕為他治病，因為「你已經用了太多藥，我無法善後」，好在這位中醫師把龜仙人介紹給了B先生。

## 十六個月後，重新回歸職場

自此以後，B先生每星期除了星期日休息一天，其餘六天，天天到龜仙人的診所報到，他從隔壁縣的住家通車到診所，單程就要兩個半小時的車程，如此堅持了整整一年又四個月。

龜仙人診斷認為，B先生罹患的是「雙極II型障礙」。既然不是憂鬱症，首先必須停用抗憂鬱劑，只保留了〔4〕的情緒安定劑一種。連帶也完全停掉安眠藥、抗焦慮劑，以中藥方劑取而代之。經過龜仙人一整年的生活指導，並學習「良性自我治療」，總計一年又四個月後，B先生重新回歸職場。

然而，就在B先生正式回歸前，向公司要求「回歸職場前的復健出勤」，引起他的上司關切。上司來到龜仙人的診所，打開天窗說亮話：

「B先生這些年在公司來來去去，反覆停職又復職，雖然服用大量藥物，工作仍然無法上軌道。我看了龜廣醫師你開出的復職診斷書，發現診所只給他服用一種藥，其餘都是中藥方。藥量減到這麼少，你確定真能把他的病治好嗎？何況在此之前，已經有包括教學醫院在內的三位醫生，都說他是憂鬱症，唯獨你的診斷和別人不一樣，你確定這不是誤診嗎？你可以保證B先生不會又因病要求停職嗎？」

公司方面不願B先生復職的意圖，已經昭然若揭，B先生的「復健出勤」就這樣一延再延。好不容易終於回到工作崗位，上司卻在工作上百般刁難，但B先生最終仍克服萬難，讓公司不得不核准他的完全復職。

B先生留職期間住在老家，復職後搬到公司附近的宿舍。他在搬家整理行李時，無意間發現了本文一開始提到的處方箋。

復職後一年，B先生一直服用的情緒安定劑也停藥了。某天，B先生來到龜仙人的診所，他手中緊握著這張處方箋，對龜仙人說：「龜廣醫師，這張處方箋交給你了，請你善用它。」

這時候的B先生已進入寬解期好一段時日了，他拿出這張處方箋想做什麼呢？

「這世上必定有人像我一樣，因為錯用了大量藥物而受苦，我期待這張處方箋可以喚醒這些病友，請你讓它發揮功能，用它證明真有這樣的藥罐子。」

龜仙人至今還珍藏著這張處方箋。

B先生初到龜仙人的診所時，身高一七五公分，體重一二〇公斤，同時在接受糖尿病治療，還有脂肪肝和高脂血症。經過龜仙人的生活指導以後，他的體重降到六十八公斤，已經不需使用糖尿病治療藥物，脂肪肝和高脂血症也不藥而癒。他的糖尿病主治醫師說，「我照顧糖尿病患三十年了，這還是第一次看到如此成功的治療個案。」

B先生的案例或許較為特殊，但是他為我們揭示了醫生治病不依賴藥物，而是貫徹生活指導的有效性。龜仙人並未將糖尿病列入治療目標，然而他全方位的心理治療一併療癒了生理的痼疾，協助病患成功回歸職場。

# Part 2
# 活在「當下」

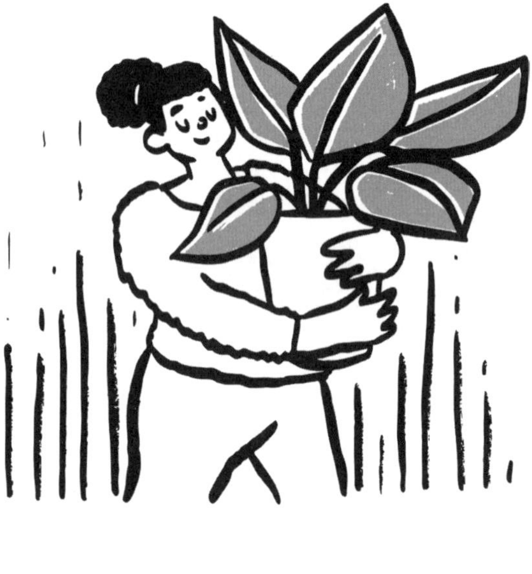

# 「好壓力」和「壞壓力」

接受龜仙人的初診已經過一星期，這期間，我仍不時情緒低落，沒來由的心神不寧。龜仙人的門診，說是診療，也就只是聊聊天，連處方藥也沒有。我照舊頭痛、心口莫名憋悶，坐立難安無法自已。

憑藉「龜仙人一定可以幫我」的信念，讓我勉強撐了過來。星期五下班後，我發覺自己滿心期待著明天的回診。

星期六早上，我行經車站前狀似八爪章魚、可向外四通八達的人行天橋，往診所所在的大樓四樓走去。

診所的大門後面，依舊是安寧祥和的另一個世界。我把掛號卡和一疊填好的問診記錄表交給櫃台接待人員，然後坐在候診室富有設計感的座椅上，好整以暇的等待叫號。今天的候診室空無一人，我等了約莫三十分鐘，聽到麥克風傳來叫喚我的聲音。

我推開診間大門，龜仙人正坐在辦公桌前翻閱一疊紙張。

（會是我交出去的問診記錄表嗎？）

無論如何，打招呼的禮貌不可少，我簡單問候龜仙人「醫生好」，然後坐在初診時的同一個座位上。龜仙人對我粲然一笑，問道：「日向醬，妳來啦。如何呀？」

（如何……什麼如何？）

沒有主語的問句，讓我丈二金剛摸不著頭腦。

「剛才的問句是個魔法問句，妳怎麼回答都行，所以妳愛怎麼說就怎麼說吧！」

「被你這樣一講，我反而不知如何回答了。總之，這一個星期沒什麼變化。」

「那我們今天就來聊聊讓妳情緒失調的壓力，然後學習簡單的應對壓力之道吧！」

「壓力是嗎？」

「是的，來認識一下壓力。」說著，龜仙人用手叩叩叩的敲了敲辦公桌旁的金屬櫃，「這個是不鏽鋼。」

「……」

突如其來的耍冷，讓我一時不知該如何反應。龜仙人一點也不介意我的冷處理，自顧自說道：「stress 和 stainless 不一樣，妳明白吧！」

「直說就好，不用鋪哏。」

「好吧，言歸正傳，妳知道壓力是什麼嗎？」

龜仙人鄭重其事的一問，我頓時千頭萬緒，不知怎麼回答才精準。

（討厭的事？心理負擔？消極情緒？……）

好多的詞彙在我的腦袋裡團團轉。

## 人生在世不能沒有壓力

龜仙人的辦公桌上不知為何擺了一顆紅色氣球，他隨手拿起來把玩。

「這顆氣球已經脹滿了氣，我用手指擠壓它，氣球自然會變形。想像我們的身心感受到負擔時，就如同這顆氣球受到擠壓而變形。我們可以這樣理解壓力。」

「原來如此。這說明很有畫面，簡單好懂。所以人沒有壓力會比較好，對吧！」

話才出口，龜仙人的目光頓時一閃。

「妳誤會了。人生在世不能沒有壓力。壓力太重要了！」

「壓力哪裡重要了？」

「沒有壓力過不成日子呀！」

「怎麼會呢……」

我不以為然的撇撇嘴，龜仙人沒理會我，繼續解釋：「一個人從呱呱墜地、求學、畢業、考試、就職和轉職、結婚、生子、死別……人生中的每一件大事都伴隨著壓力。」

「咦，是這樣嗎?!」

我大吃一驚，我怎麼從來沒想到過？龜仙人理直氣壯的強調：「難道不是嗎？每一次發生事情，環境有了變化，我們不是都會緊張焦慮、悲傷失落。」

「也對。初入新環境的本身，就是一種壓力。」

「妳可以想像什麼都沒有的人生嗎？沒有求學和畢業，也不曾有過邂逅和離別，這是個什麼樣的人生呢？」

「應該十分索然無味吧！」

「不只是這樣。壓力無所不在，覺得冷、熱、疼痛是壓力，一丁點的氣溫變化，或別人有事拜託你，甚至是沒錢買自己想要的東西，全都可能成為壓力的主因。」

「仔細想想，果真是沒有壓力就沒有生活。」

「所以我們不是要消除壓力，而是要懂得巧妙應對壓力。」

（原來是這樣啊！）

我感到心頭有一盞小小的明燈亮起。

龜仙人接著說：「妳知道嗎？科學家做過一項實驗（※9），目的是想要釐清『人類在屏蔽感官的覺知以後會做何反應』。受試者全被關在斷絕外界刺激的環境裡。」

※9　一九五七年，加拿大心理學家唐納德・賀伯（Donald Hebb）主持了一項

實驗，想知道人類在排除外部刺激的環境下生活，會出現哪些變化。他將十四名自願學生分別關在十四間隔音室，要求他們除了飲食和如廁以外，都要躺在床上。為了屏蔽所有的五感覺知，受試者必須頭戴護目鏡，手腳也都套上罩子，兩耳還要環繞U字型枕頭，就連空調的白噪音也聽不見。實驗預計為期六周，實驗團隊持續觀察受試者的變化。

「這實驗做到滴水不漏，真是太酷了。」

「這麼殘酷的實驗現在已經被禁止了。結果，別說是六個星期，受試者連四天都堅持不下去。」

「只有四天？」

「所有受試者的體溫調節機能都出現異常，思考力和注意力渙散，變得容易被人洗腦。不但如此，就連簡單的算術考試也無法應付，更別說進行有組織的邏輯思考。可怕的還有出現妄想、幻覺、幻聽等思覺失調症狀。」

「哇……」

「人生在世必須透過與他人的互動，去感受壓力，從中反覆學習應對之道。我用氣球來比喻壓力，自然有我的道理。」

說著，龜仙人又使勁按捏手中的紅色氣球，然後一鬆手，將氣球拋向天花板。

「妳看，我的手一放開，氣球立刻恢復原來的形狀。」

龜仙人的話像是推了氣球一把，氣球先是向上飛，然後緩緩的翩然降下。我不知哪來的衝動，伸出手接住氣球，小心翼翼地抱住它。

龜仙人把我的舉動全看在眼裡，和顏說道：「首先，千萬別把『壓力』（stress）和『壓力源』（stressor）混為一談。」

「『壓力』和『壓力源』不一樣嗎？」

「當然不同。順便提一下，擔架是 stretcher。」

「不相關的事就別拿來攪和了，好嗎！」

「抱歉啦！壓力是我們自己產生的，所以壓力的大或小會隨著我們的認知而改變，因此是可以控制的。壓力源是製造壓力的外部因素，所以很難控制。」

「我聽不懂耶！」

「道理很簡單。比方說，討人厭的上司是壓力源，但不是壓力。」

「我覺得討人厭的上司就是我的壓力。」

「不是這樣的。是討厭的上司訓了妳一頓，讓妳心中產生壓力。」

「你的意思是，我把壓力源和壓力混為一談了。」

「沒錯。討厭的上司是壓力源，我們不要想去控制他，因為別人不是我們可以控制的，但是我們可以控制自己被上司訓話的不爽情緒。」

龜仙人這樣解釋，我可以接受。

## 好的壓力是激發向上的推動力

他又接著說道：「壓力有兩種，簡單講，就是好的壓力和壞的壓力。我們診所則是稱之為『必要的壓力』和『過度的壓力』。」

「『好的』和『壞的』，『必要的』和『過度的』……」

「好的壓力是激發我們向上的推動力，鼓舞我們克服障礙。」

「像是什麼呢？」

「好比說，必須在眾人面前公開發表談話，或是提交報告的時限迫在眼前……」

「那真是好大的壓力。」

「是呀，可是正因為有這樣的壓力，才迫使我們挑戰自己，獲得成就感，體會努力的價值，並且得以成長，人際關係和社交活動也在加乘效果下越來越好。」

「的確是這樣沒錯……」

「但是，倘若努力過了頭就會適得其反，非但不能向上提升，還會向下掉入痛苦的深淵，讓好的壓力一下子變調，成為壞的壓力。」

「這一點我深有體會。」

「什麼是壞的壓力呢？就像是被迫長期忍氣吞聲。舉凡長時間遭到職權騷擾、從事不擅長的工作、人際關係不佳、在社群網站上累積負面情緒、噪音轟炸等等。」

「對我來說，陌生拜訪就是我的壞壓力。」

「妳說得對。不過，善於駕馭壓力的人會給自己設下底線，不讓壓力擊垮自己。而不懂得控制壓力的人，會過度耗用自己的精力在不必要的壓力上，把自己掏空。」

「嗯，所以這其實是自找的……」

我點頭應和，深表同意。龜仙人說道：「所以壓力的好壞，端看是否過度。努力和忍耐都是必要的，可是別忘了把握界線。」龜仙人的話讓我想起公司的前輩，有的前輩根本不把陌生拜訪當作苦差事。

## 不懂得控制壓力，容易掏空自己

龜仙人進一步解釋：「人一感受到壓力，大腦就會下令分泌壓力荷爾蒙，壓力荷爾蒙同步激發心理和肉體進入備戰狀態，以便對壓力做出必要的反應。然而，壞的壓力會導致大腦持續處在壓力荷爾蒙的作用下，造成慢性壓力反應，引發神經細胞錯亂，產生種種不適症狀，先是精神面的失序，終於導致心理疾病。

「壓力造成心理疾病，是這樣來的呀……明白其中的原理，有種豁然開朗的感覺。」

「但是一般身心科並不會對病人耐心說明。」

「這也難怪，因為只有十五分鐘的診療時間而已。」

「但是光懂得原理，仍然無法避免壓力。」

「就是呀……」

「面對壓力，做出適度的努力，將壓力往好的方向提升，這是最明智的作法。」

「不過，即使明知道應該如此，想轉換認知談何容易呢？」

「所以囉，一旦覺察到自己陷入慢性壓力反應時，要懂得幫自己疏導壓力才行。」

說完，龜先人又開始叩叩叩地敲擊金屬櫃。「這個是stainless。」

（又來了，你饒了我吧！）

「stress和stainless是不一樣的。」

（龜仙人似乎很中意這個雙關語的哏……）

「日向醬，妳冰冷的目光讓我有點壓力……」

「這是必要的壓力，請你自己克服吧！」

## 努力過頭只會累壞自己

龜仙人說，慢性壓力反應一旦形成，人類天生的兩大能力會在此時補上一腳，讓我們像是在坡道上翻車一樣快速惡化。

「這兩大能力就是記憶力與想像力。」

「記憶力與想像力？」

「對所有的人來說，這是不可或缺的兩大重要能力，但同時也是大麻煩。少了記憶力與想像力，心理失調的人會少掉一大半。」

「真的嗎？」我一時無法理解。

龜仙人問我：「妳曾經有過下班回到家，一想起工作上的事就感到壓力沉重嗎？」

「當然有，這種經驗誰都有過吧！」

「是啊，這就是記憶力搞的鬼。人明明已經離開工作，好好待在家，有必要特地去回想職場上的不愉快，一遍又一遍複習工作上的壓力嗎？」

「理論上是沒必要……」

「除非是玻璃心，出於責任感，專程把工作搬回家繼續埋頭苦幹。努力過頭只會累壞自己，回到家還不斷喚醒痛苦的記憶，在腦海中反覆翻騰。」

「我知道這種感覺。」

「又比如說受到上司職場霸凌的人，回到家雖然看不到上司了，但只要一想起上司，就再次感受到痛苦的壓力，不斷加重自己的慢性壓力反應。」

「聽你這麼說，我想起曾經夢見自己在做陌生拜訪，心臟打鼓似的怦怦跳，把我自己給嚇醒。」

「連睡夢中都發生壓力反應，可見承受了多麼大的壓力……」

簡直不敢相信有人理解我的痛苦，我頓時淚水盈眶，明明沒那麼悲傷，眼淚卻撲簌簌地掉，怎麼會這樣？連我都被自己嚇到了。

「不依賴藥物治病，過程雖然很辛苦，但只要堅持住，必定能夠學會妥善應對疾病，妳儘管放心吧！」

我已經說不出話，只能默默點頭。

「再說到想像力，我們會妄自想像明天可能又將發生同樣的不愉快，結果事情根本還沒發生，我們已經提前感受到壓力。」

我心裡一個勁兒的附和，沒錯沒錯，就是這樣，一面呼—呼—呼—的大口喘氣。

「眼前啥事也沒有，卻動用自己的記憶力和想像力，憑空製造出一堆壓力，這種本事應該也只有人類能辦到。就這樣，我們任憑思緒在過去和未來之間遊走，徒生各種壓力，日復一日加重壓力反應慢性化。」

（也就是說，以為回到家會比較輕鬆，其實根本沒有……）

接下來，龜仙人要教我如何克服自尋壓力的辦法。

「無視於眼前的現狀，卻對過去或未來想東想西，這就叫做『思緒漫遊』（mind wandering）。」

（mind wandering ？）

我在心中默念這個單字。

## 不要擔心還沒有發生的事

「之所以陷入『思緒漫遊』，是因為無視於現在，卻漫無目的的妄想著過去和未來，所以我們只要控制自己完全專注於當下，就不會自尋壓力了。」

終於穩住情緒的我，好不容易擠出濃濃的鼻音反駁：「如果做得到，還會受這樣的苦嗎……」

龜仙人語氣堅定的回我說：「妳當然做得到，只要經過訓練就行。」

（訓練?!）

龜仙人手指著我：「問題在於，妳打算何時開始付諸行動。」

說著，他對我露出白牙粲然一笑：「……現在就開始吧！」

龜仙人站起身，走到白板前。他鬆開白板的卡扣，然後將白板一掀，前一秒還隱身在背板的大字立刻呈現眼前。

「mindfulness」那是用紅色白板筆寫的大字。

「簡單說，『mindfulness』就是現代版的冥想。」

我大吃一驚，白板的另一面不知何時已經預先寫上「mindfulness」。我還沒來得及回過神，龜仙人已經自顧自的解說起來：「mindfulness 是所謂的『正念』，做法是把心念完全專注在『當下』，凝視眼前的每一個瞬間。」

「把心念完全專注在『當下』是嗎？」

「呼吸是一切的根本，妳先在這張椅子上坐好。」

我按照龜仙人的吩咐，離開沙發，坐在書櫃前的一張椅子上。

「現在把背脊拉直，後背離開椅背，放掉身體的力量……」

龜仙人猶如詭異的催眠師，但我還是乖乖聽命他的指令。

「閉上眼睛……放慢呼吸……緩慢的……緩慢的……」

我緩緩的從鼻子吸氣，然後徐徐的從嘴裡吐氣。說時遲那時快——

## 專注呼吸時，要先呼氣再吸氣

「不對不對，幾乎所有的人專注呼吸時，都是先吸氣再呼氣，但其實呼吸應該是先呼再吸。一開始要先把肺裡的空氣全部吐乾淨。」

我聽話照做，將肺裡的空氣吐光。

「很好……現在從鼻子吸氣……專注呼吸，吸三秒鐘……吐六秒鐘……想像把肺裡的空氣吐個精光……」

我感覺內心平靜下來，龜仙人給了我一點自我調整的空檔，接著再下指令：「……去感受空氣通過鼻孔的感覺……把肚子鼓脹起來，然後把肚皮放扁……肚皮鼓脹起來，再放扁……」

龜仙人的口令聲迴盪在氣氛寧謐的診間。

「意識要完全專注在呼吸……可以的話，在心中默念『我正在吸氣……吸氣』、『我正呼氣……呼氣』，不斷這樣反覆練習……」

（感覺真的變輕鬆了耶。不過，萬一張開眼睛發現一個人都沒有……）

念頭想到這裡，龜仙人的指示又來了：「冥想時一定會浮現雜念，當妳意識到雜念浮出時，心裡默念『我要回去』，然後把意識帶回到呼吸就好……別誤會，雜念紛飛並不是壞事喔。」

龜仙人好像能洞穿我的心思，雜念才浮現，他的指示就來了，我的驚呼聲蹦到嘴邊，趕緊將它憋回去。

「雜念浮現時，反覆告訴自己『覺察，回歸』，這樣可以鍛鍊大腦前額葉。等一下我會說明『自我監視』（Self-moniter）和『自我控制』（Self-control）的練習方法。」

龜仙人說完，又引導我反覆練習了一會兒呼吸：「現在吸氣……吸氣……吐氣……吐氣……」

約莫十分鐘後——

「很好，日向醬，現在睜開眼睛。」

我聽從龜仙人的指示打開眼睛，這一瞬間感覺彷彿是大清早從睡夢中醒來，外界紛繁的訊息霎時灌入視覺和聽覺。只不過是專注呼吸，頭腦竟感到無比清晰，我驚訝於自己白紙般清明的狀態。

龜仙人說道：「慢慢動一動身體，讓自己回神吧。」

我輕輕來回轉動脖子和肩膀，「啊～」的發出不成調的聲音。

「感到心靈疲憊的時候，就是被過去的記憶和對未來的妄念所束縛。如果學會讓自己專注凝視現實的當下，妳會感覺輕鬆很多。」

「就只是專注於眼前的自己嗎？」

「是的。除了將意識專注於呼吸之外，還有一個『自主訓練法』可以介紹給妳。」

說著，龜仙人在白板上加寫了六項重點。

自主訓練法主要內容：

1. 感受雙臂、雙腿變沉重
2. 感受雙臂、雙腿變溫暖
3. 呼吸慢下來
4. 心跳慢下來
5. 感受腹部變溫暖
6. 感受額頭發涼

「將意識分別專注在雙臂和雙腿、呼吸、心跳、腹部、額頭，能夠協助我們遏止住被『思緒漫遊』不斷放大的壓力，並且抑制壓力荷爾蒙分泌。」

龜仙人的話讓我回想起方才冥想時的感受。

（有那麼一瞬間，我以為自己被釋放到無邊無際的外太空。原來這就是「正念冥想」，它或許真能夠為我創造一個不去回味痛苦，也不被無端想像所困擾的平和時空……）

「要將正念冥想納入每天的例行作業，最好選定一個固定時間，例如在就寢或洗澡前做1和2。」

我使勁點頭表示理解。

「習慣以後，妳隨時都能夠立刻進入專注於當下的狀態。」

「我今天回去就開始練習。」

## 正念就是專注於「當下」

「為了學會專注於當下，我還要教妳另一個有效的訓練方法。」

「怎麼個訓練法呢？」

「我要妳做實況轉播。」

「實況轉播？」

「比方說，妳走在路上，邊走邊報導自己的一舉一動，我正在走路……踩右腳，踩左腳，踩右腳，踩左腳……像這樣，在心中默默出聲，實況播報自己當下的行動。」

這樣做真的有效嗎？龜仙人看我狐疑的偏著頭，加碼解說道：「讓頭腦的思考及感覺，與行動達成一致，這叫做『單一任務』（single-task），這也是『自我監視』和『自我控制』訓練的一環。『單一任務』和同時執行多項工作的『多工任務』（multi-task）不同，單一任務一次只專注一件事，這樣做可以撙節大腦的能量，讓前額葉休息。」

「這樣啊……」

「妳就姑且信我一回，吃飯或搭電車的時候，用全副心思專注做實況報導。」

龜仙人都這麼說了，我也只好點頭應允。

接著，龜仙人把攤平的手掌朝上，對我招了招，似乎是在示意我該把什麼還給他。

直到這時，我才猛然發覺自己一直抱著紅色氣球不放。龜仙人將我遞過去的紅色氣球隨手收進辦公桌最下層的大抽屜。

「這個我還用得到，不能給妳。」

（放心，我也沒想要……）

「每次都得重新吹飽氣，我的兩頰快瘦爆了。」

（買個打氣筒不就得了嗎……）

「把氣球玩破就不好了，還是趕緊收起來比較穩妥。」

（最下層的大抽屜，光是一顆氣球就塞滿了說……）

「那麼，今天到此告一段落，多謝妳了。」

我對龜仙人深深一鞠躬。

最後，龜仙人提醒我：「下星期見喔！」

# 找出「自己專屬的解壓之道」

龜仙人說「下星期見」，顯然是想和我約定星期六的老時間，但是我已經等不及星期六，所以提前預約了星期三下班後的晚上。

之所以改約這個時間，是因為我知道這天應該不必加班，而且我想要把握時間多學一些自我治療的方法。

傍晚六點下班的我，六點半已經來到龜仙人的診所。推開診間大門，龜仙人笑臉盈盈地招呼我：「嗨，日向醬，如何呀？」

「這幾天仍然時好時壞，不過總覺得正念冥想和自主訓練似乎不錯。」

龜仙人雙臂環胸，嗯嗯嗯的點頭讚賞道：「有的人一直學不會呢。可見日向醬有慧根喔。」

龜仙人十分開心。

「再多煮一些時候，味道會更好。」

現在是說到哪裡了？和煮東西有關嗎？我邊走邊疑惑，這回照例還是坐在前兩次的沙發位置。

「妳都在何時練習正念冥想和自主訓練呢？」

我一面取出筆記本，一面回答龜仙人的問題：「我都是趁著夜晚準備睡覺時，躺在床上做練習。」

「這個好～」

這個是指什麼？哪裡好了？我不明所以。

「我也常練習實況轉播，多半是在走路時，一邊走一邊刻意練習。」

「這個好～」

又一個不明所以的讚好聲。龜仙人嘻皮笑臉，沒打算解釋。

「對我來說，做自主訓練的時候，『感受雙臂、雙腿變沉重』比較容易進入狀況。老實講，我不太能夠體會『雙臂、雙腿變溫暖』的感覺，所以很快就草草結束。」

「這裡面有難易度的分別，不過妳已經做得很好了。」

龜仙人接著勉勵我：「總之，不用想太多，覺得好用就繼續練下去。」

我輕輕點了點頭。

（對耶，感覺上我這幾天從壓力中解脫的時間好像變多了……）

## 情緒和呼吸是相連通的

龜仙人慈祥看著我，像是企圖事先打預防針似的對我說：「接下來要進入有點深度的話題囉！妳知道嗎，呼吸有三種，分別由大腦不同的部位控制。」

「有這種事！」我還是頭一次聽說。

「平時不帶任何自主意識的呼吸，稱為『代謝性呼吸』，是由腦幹控制；而刻意的呼吸吐納，稱為『行為性呼吸』，是由大腦皮質控制；至於被情緒所左右的呼吸，稱為『情緒性呼吸』，是由杏仁核所控制。」

「同樣都是呼吸，主控的司令部居然不一樣，真是有趣。」

龜仙人看我聽得起勁，似乎也受到鼓舞：「妳應該知道，人在焦慮不安時，呼吸會變淺、變快，這就是切入『情緒性呼吸模式』。而控制『情緒性呼吸』的杏仁核，正是人體產生七情六慾的情緒中樞。」

「也就是說，情緒和呼吸都出自大腦的同一個部位……」

「更叫人意外的是，目前的研究已知，並非焦慮不安導致呼吸變淺變快，而是呼吸又淺又快，刺激大腦產生焦慮不安的情緒，連帶刺激肌肉緊繃和血壓上升。」

「蛤，這未免太顛覆了。」

「如果用『行為性呼吸』去置換『情緒性呼吸』，也就是當焦慮不安的情緒來襲時，刻意放慢呼吸，我們就能夠反過來用呼吸控制情緒。」

「太帥啦！」我不禁又忘情驚呼。

龜仙人為這段談話做總結：「正因為人體有這樣的生理機轉，才會有呼吸吐納法問世。情緒和呼吸是相連通的。」

「情緒和呼吸是相連通的……」

龜仙人問我：「把自己的『自』和『心』寫在一起，會成為哪一個字呢？」

「呃……『自』和『心』……變成『息』！我怎麼從沒想到過呢！」

龜仙人對激動的我豎起大拇指。

「呼吸就是這麼重要的大事，所以要徐徐的、徐徐的慢呼吸。回去以後也要記得吸三秒、吐六秒，用呼吸騙過杏仁核。」說完，龜仙人對我露齒一笑。

「我們只有在回到家，置身令人感到安心的環境，才能夠進行正念冥想或自主訓練法。但壓力往往是在上班工作當中排山倒海的撲過來。」龜仙人說。

「是啊。再說，出大事或遭遇大麻煩並不是天天有，多數時候，日常生活中層出不窮的小壓力更叫人心力交瘁。如果有個無論何時何地都能夠立即對付壓力的方法，那就太完美了。」

「妳說的真對。」龜仙人百分之兩百讚同我的話。「還真有這種方法。」

「教我教我！」

我直覺反射式地央求，同時緊握住手上的筆，準備記下龜仙人接著要傳授我的妙招。

「它叫做『coping』，也就是『壓力因應策略』。」

「coping？」

我對這個從未聽過的陌生名詞感到茫然。龜仙人站起身，照例走到白板前，寫下「cope」四個字母。

「『cope』是一個動詞，意思是處置得宜、因應、對付的意思。」

他用手一抹，將最後的e字抹掉，再加上ing三個字母。

「這樣就成了『coping』。」

我在筆記本寫下「coping」，滿懷期待地盯著龜仙人。

「coping的作法是……」

「是……」

「coping的作法是……」

「是……」

「是……」

「鋪哏鋪過頭了啦，快點教我！」

「coping 的作法是……自己想。」

歪腰！竟然要我自己想……龜仙人對著假摔的我一臉正色地說道：

「我沒在開玩笑，coping 必須是自己思考出來的因應對策，然後在生活中應用實踐。」

真是讓我大失所望。我原本滿心以為，龜仙人會像是教我正念冥想和自主訓練法那樣，傳授一套我不曾知曉的具體方法。

「我如何自己想出辦法呢？」

面對我的質疑，龜仙人回答：「什麼事讓妳感到壓力？壓力有多大？妳對壓力有什麼感受？怎麼做可以讓妳控制這樣的感受？面對這些問題，每個人的答案都不同。妳必須客觀的自我觀察，細細思量，在行動中逐漸修正，直到完成一套無論身在何時何地，都能夠讓自己處置得宜的解壓辦法，這才是專人訂製款的 coping。」

（欸，必須是自己想出來的，才夠格稱為專人訂製款……）

可是我現在一個方法也想不到呀。

「不過，如果沒用對方法，會讓自己陷入症狀惡化的負循環，不能不注意。」

「這話怎麼說呢？」

「舉例來說，妳計畫一趟旅行幫自己紓壓解悶。旅行確實讓妳一掃壞情緒，可是旅途疲勞又睡眠不足，收假後第一天上班，拖著疲憊的身心開工上陣，讓妳感到更厭世……
這就是我說的反效果。」
「這是真的。」
「所以囉，不能只是單純認為『壓力控制＝解悶＝旅行』，首先要考慮自己的個性傾向、生活作息特性，量身製作適合的規畫，妥善配置有限的精力。錯以為解悶就是解壓，會遭來壓力反噬，所以是個致命的錯誤。」

## 用語言文字表達壓力程度

說著，龜仙人豎起食指：「重點一……」
「首先，要去察覺自己在何時、遭遇何事，會感受到壓力？透過客觀的自我觀察，用語言文字表達出來，這就是我上一次提到的『自我監視』。」
「自我監視……也就是觀察自己的情緒反應。」
「我們不能只是消極感受壓力帶來的痛苦，必須有意識的明確探究壓力的原因。」
「照你這樣講，我最大的壓力就是陌生拜訪。這需要鼓起好大的勇氣，每次一想到陌生拜訪，我就不由得擔心，害怕對方給我吃閉門羹怎麼辦，緊接著開始心口亂糟糟，坐也不是站也不是……這種感覺太煎熬了。」

話才說完，我立刻又想到：「每個星期五，上司都會對我一頓說教，這也是壓力。」

龜仙人猛點頭。

「喔，還有人擠人的通勤電車……」

不說還好，一說就一個接一個冒出來，真是出乎我意料之外。

龜仙人加碼說道：「等妳練到級數升高了，即使在沒有感受到壓力的平常時候，也要做到自我監視。例如，監視坐在椅子上的自己，從坐姿、呼吸到思緒反應等，一個不漏的看著。這樣反覆練習到爐火純青，直至將自我監視化為日常本能。」

「這個任務聽起來好沉重。」

「當妳練到成精了，就懂得把握細微的徵兆，有效預防緊急狀況再發生。這是個誠實面對自我的艱苦訓練，但是妳一定要把自我監視訓練放在心上，而且非做不可。」

龜仙人的話讓我為之一凜，自覺到任務在身的責無旁貸。

## 把壓力全都加以量化

「重點二！」龜仙人接著對我豎起兩根手指頭，說道：「其次，是學會觀察來者是什麼樣的壓力？」

「什麼樣的壓力是什麼意思？」

「意思是，用語言文字表達妳所感受到的壓力程度有多大？自己又對此做出哪些反應？」

「聽起來好難喔！」

「不必想得太複雜，妳可以將基準設為0，把感受到的壓力程度，從負10到正10之間加以量化。比方說，感到心口紛亂不安、情緒低落時的壓力，評為負八分。」

「原來可以這樣做。」

「其他像是胃痛、食慾不振、身體健康出狀況時，將感受到的壓力評為負四分；而當妳感到精神大好，開始著手處理擱置許久的工作時，可以評為正七分。無論是興高采烈、積極樂觀，還是感到恐懼、憤怒、焦躁，都可以自行區分正向和負向，用自己的語言文字加以表達。」

「可是壓力量化的評分基準要如何訂定呢？」

「原則上，憑自己的感覺去評分就好。但是人嘛，難免會在順境的時候過度高估自己，而在逆境的時候又過度悲觀沮喪，所以全憑自己的喜好去做，就怕不容易察覺變化的徵兆，導致再度發病的風險升高。理想的作法是，訂定一套自己的基準，確實執行壓力量化，這也是自我監視的重點所在。」

我雖然對壓力量化的必要性存疑，但仍然躍躍欲試：「那，我把陌生拜訪時心口憋悶、喘不過氣的感覺評為負十分。」

「嗯，很可以。」

「被上司訓話的沉重沮喪感評為負四分，在通勤電車上想要放聲嘶吼的煩躁感評為負三分。」

「很好喔，日向醬果然有慧根。如果再多煮一些時候，味道會更好。」

（又是這句話……）

## 找到適合自己的壓力處理對策

比起周末的下午，周間夜晚的診所氣氛更為寧靜。在這難以言喻的平和氣氛中，龜仙人比出三根手指頭數道：「重點三！接下來，要找到適合自己的壓力處理對策。」

「說到這個才傷腦筋，我總覺得自己累得像狗一樣，都不知該如何排解身心的疲憊才好。」

「來個岩盤浴如何？」

「這也算對策嗎？」

「當然囉。不過，有些常見的解壓對策是有危險的，比方說，去吃一頓好料。尤其要注意唱卡啦ＯＫ解悶的這類手段。」

怎麼會！我以為唱卡啦ＯＫ是最佳的解壓妙方呢。我立刻反問：「這是為什麼呢？」

「那些會刺激情緒高昂的手段，都容易引發輕躁，讓人變得過動，有可能因此陷入混合狀態或躁的狀態，所以是有危險性的。」

「原來如此……」

我的腦海裡紛紛冒出聽音樂、吃起司蛋糕等解壓的點子。龜仙人看著我說：「可以請妳先想出十個主意嗎？」

「十個呀……」

從未曾思考過解壓對策的我，一下子陷入長考。龜仙人一臉嚴肅地對我說：「我們會逐一檢視妳提出的主意，再分別針對不同的壓力，從妳的點子裡找出適用的辦法，所以妳儘管放膽多想一些。哪怕只是去想像壓力變小，都是很好的解壓對策喔。加油！」

「如果想像自己逛街血拚，這樣也算嗎？」

「唔……這個就要小心了。光想像都會令妳興奮莫名的事，就有可能助長輕躁狀態。」

「連想像都不行嗎？」

「和唱卡啦ＯＫ一樣，只要是會助長輕躁狀態或混合狀態，都有令人過動的危險性。情緒一旦被刺激起來變得高昂，就相對會有低落。」

「解壓的點子真的很難想耶……」

龜仙人並沒有理會我的嘀咕，逕自進行倒數計時。

「限時二十分鐘！計時開始，滴答滴答……」

或許是受到益智猜謎節目的影響，龜仙人的倒數計時聲，刺激我的條件反射，當即振筆疾書，寫下眼前所能想到的一切方法。實際動手以後竟出奇順利，不到十分鐘，我就輕鬆寫下十多個點子。

---

看喜歡的漫畫書。數上司臉上的痣。看老家的貓咪照片。看預錄的電影。呼吸吐納。眺望遠方景色。吃起司蛋糕。告訴自己「船到橋頭自然直～」。和朋友閒聊電話。在住家附近散步。看書。去美甲沙龍做指甲。去美容院染頭髮。

---

龜仙人看了我的傑作忍俊不禁：「真不錯。一想到可以數上司臉上的痣，星期五的訓話也沒在怕了。不過吃甜食會影響血糖，造成內臟負擔過重，只能偶一為之。為了心理健康著想，要避免多吃起司蛋糕這類甜食才好。」

正在抄寫重點筆記的我，開始接連被打槍。

「看喜歡的漫畫或是預錄的電影，是不錯的休閒興趣，不過把它們當做解壓對策，可能造成大腦和眼睛疲勞，所以不ＯＫ。」

是我把事情想得太簡單了？受到批評的我不免感到洩氣。

「還有，和朋友聊電話，就算心情因此變好，大腦也會因為過度活躍而疲勞。所以我建議，治療的初期只求助心理諮商專業，避免和非專業人士諮詢。我們要的解壓對策，並非刺激情緒亢奮，而是至少做到保持情緒穩定、心態平和。」

我點點頭表示理解。

「別嫌我嘮叨，這步一定要做到位。如果潦草行事，絕對無法不依賴藥物把病治好。」

龜仙人又接著解釋：「有效才是王道，研擬壓力因應策略必須有針對性，對不同性質的壓力祭出不同的手段。我們得先辨別妳的壓力性質，從妳提出的點子裡面找出性質相符的解壓對策，然後反覆操作，這是最大的重點所在。」

「還要辨別壓力的性質嗎？」

「是的。比方說，感到心口憋悶，這是身體發出的警訊，必須針對身體解壓，所以呼吸吐納是有效的。如果無法當場進行，喝一點飲料也有效果。因為僅只是水分進入到胃裡，就可以刺激副交感神經。其他像是輕輕轉動脖子，或是方便立即操作的簡單肢體伸展也都適用。」

龜仙人再加碼：「主管的訓話讓妳感到壓力，這是妳對外界刺激的感受和接納問題。數上司臉面的痣，直接避開刺激本身，這是一個方法。或者，轉念一想，聽訓話的時間薪水照領，也不失為彈性的因應手段。」

（對呀，還有這招……）

「針對很想嘶吼卻得強忍住的壓力，不妨把腦海中浮現的字句轉化為文字，寫進小筆記，用替代行為紓解壓力。」

龜仙人提出的一連串方法有理有據，而且顧及到對策的有效性，和我只為一時開心的主意不同，令我大為佩服。

## 評分解壓對策、檢驗效果

龜仙人等我停筆後，鄭重豎起四根手指頭宣布「重點四……」

「最後，是給這些解壓對策評分，檢驗它們的效果。」

「還要評分呀？」

「是的。舉例來說，每個星期五，主管對妳嘮叨不休時，數他臉上的痣，讓妳的壓力從負四分減輕到負一分。」

「我明白了，難怪你剛才說必須把壓力全都加以量化。」

「評分後，如果發現對解壓沒有幫助，就要一再操作熟練，或是加工修正改良。在日常生活中，不厭其煩地反覆實踐以上重點一到重點四，這就是『coping』的壓力因應策略。」

這些事做起來並不難，而且我感覺似乎會有效果。

「總之，妳姑且把它當作知識，記在腦袋瓜裡。」

龜仙人說著，鬆開白板的卡扣，將白板一掀，亮出背面預先用藍色麥克筆寫好的幾行大字。

「壓力因應策略可分為四大類。」龜仙人說明。

1 **積極行動**

重點放在採取「能夠解決根本原因的行動」

2 **替代思考・替代行動**

重點放在採取「能夠控制情緒的行動」

3 **否認**

當做沒有這回事

4 **迴避**

三十六計走為上策

「第三類和第四類有點搞笑耶。」

龜仙人表情認真的看著我，「三和四也都是貨真價實的減壓對策喔。」

（話是這樣說沒錯，盡可能躲避壓力的源頭確實有效，而說服自己天下本無事，自以為的壓力根本不是壓力，或許也能夠讓人輕鬆不少）

龜仙人補充解釋：「不過，如果一味偏重三和四的解壓對策，可能令人自尊心降低，個性變得壓抑退縮，不能不留意。」

事情果然沒有那麼簡單……龜仙人還有話要說：「第一類策略是解決壓力的源頭。」

「從根本解決壓力的意思嗎？」

「是的。比如說，日向醬可以和主管商量，把自己從陌生拜訪的業務工作，轉調到內勤的文書職務。」

「不可能啦！」

「也就是說，第一類的難處在於，明知道如何解決壓力的源頭，但實務上無法做到。」

嗯，的確是……我雙臂環抱胸前，期待龜仙人的好辦法。

「再來看第二類，用控制自己的情緒來因應壓力。」

「控制自己的情緒是嗎？」

「例如，不去想那些會讓自己情緒低落沮喪的事，或是積極尋求療癒。」

「這個比較簡單。」

「還有，妳一直把陌生拜訪當成是『不適合自己的爛差事』，但如果轉個念，將它視為『有助於提升自己未來發展的技能』，情緒感受可能就不一樣了。」

「轉念嗎？……討厭的事就是討厭，怎麼轉念呢？這實在強人所難嘛！」

「那妳說說看，陌生拜訪為何讓妳這麼討厭呢？」

「還用說嗎？我害怕被人當面拒絕，那種感覺太不愉快了。而且老是做不出業績，又非得硬著頭皮上陣不可。」

「妳真的老是做不出業績嗎？」

……被龜仙人這一問，我頓時語塞。

「……所以囉，我們只能坦然接受現實，然後每次用點心力，設法讓自己的思維變得更柔軟有彈性，不過這是需要時間的重大挑戰。正如妳所說的，討厭的事就是討厭，第二類的難處在於，要做到轉念還是有困難。」

（這是真的……）

「第三類和第四類看似可立即派上用場，但不是每次都行得通。」

「要說理想的策略，還是以第一類和第二類平衡搭配運用，偶爾穿插第三類和第四類最好。」

（真是越說越困難了……不用藥物做治療，果然還是高難度的挑戰）

龜仙人似乎洞穿我的心思：「先不要想太多，量力而為就好。」

歪腰！我做出假摔的誇張動作，頭腦卻已經在構思「解壓對策清單」。

---

☆上司訓話時，數他臉上的痣。

☆擠在電車裡做實況轉播。

☆每星期早起一天，提前出勤。

☆陌生拜訪前，先看療癒照片，同時吐納調息（確實將空氣吐盡再吸飽）。

☆陌生拜訪遭到無情拒絕時，就當沒這回事。

---

「那麼，今天就先到此結束囉！」

龜仙人說罷，我將自己的紙筆收進包包裡。

「今天只是簡單說明，讓妳嘗個味道而已。減壓對策必須經過反覆訓練，這實在不容易，箇中技巧是很深奧的。」

「我知道了。」

「改變壓力源雖然困難，但我們可以藉由訓練改變認知和行為。這是一條漫長的路，我們不貪快，穩健走好每一步最重要。從明天起，請妳開始付諸實際行動吧！」

說著，龜仙人從辦公桌的抽屜裡取出無尾熊餅乾。

（現在是無尾熊餅乾的出場時機嗎？）

龜仙人絲毫不在意我的反應，只顧端詳餅乾的圖案，喃喃念著「這應該是加油小熊吧……」，說完便隨手扔進嘴裡。

我原本想把吃無尾熊餅乾列入減壓對策之一，但立刻就打住。

（不對呀，吃甜食有害精神健康，差點又錯了，好險，好險……）

這回輪到我搶先道謝：「今天多謝龜廣醫師，我們下星期見！」

龜仙人沒料到自己的台詞會被人搶走，錯愕地愣在當場。

我對他一鞠躬，轉身離開診所。

# 調整「晝夜節律」

星期五的傍晚，上司又開始訓話了，我數著他臉上的痣，效果出奇好。當我被叫到上司的辦公桌前，一想到要數他臉上的痣，就忍不住嘴角上揚。但是他說到激動處時，我的情緒還是不免受到影響，不得不重新數了好幾回，所以一點也不感到無聊。

提早出勤的感覺也很不錯，要我天天早起會有困難，但是一個星期選一天就好，避開人潮擁擠電車的痛苦，還可以在公司附近的咖啡店悠閒享用一頓早餐，額外多出了寶貴的療癒時光。

至於我最大的壓力來源——陌生拜訪，想要完全解壓談何容易，不過，拜訪前先看幾眼安撫人心的寵物照片，同時配合呼吸吐納，至少讓我焦躁的情緒平靜下來，這效果令我感到不可思議。

從龜仙人傳授我壓力因應策略的星期三晚上，到星期六的三天之間，我不曾再出現恐慌，或無法自我控制的緊急狀況。

總之，生活一切如常，並沒有太大變化，我也逐漸養成留意自身情緒反應的習慣。時間來到星期六，我準時在下午一點向龜仙人的診所報到。

「嗨，日向醬，這幾天如何呀！」

面對龜仙人千篇一律的開場白，我回答說：「大致上還是老樣子，但是該怎麼說呢……那種無以名狀的焦躁不安好像減輕一些。」

「太好了。未來還有漫長的硬仗要打，所以每天都要保持減壓意識，堅持不懈。」

老實說，我到現在仍不時閃過服藥的念頭。如果說處方藥吃下去，那種心臟怦怦跳和焦灼不安的感覺都會消失，我為何不吃呢？畢竟心口憋悶的焦躁慌亂，太痛苦了。

但是，再想到如果「自我治療」，也就是正念冥想、自主訓練法和呼吸吐納法等解壓對策，能夠改善我的症狀，那可比每天都得吞一把藥強太多了。正是這樣的認知，支撐著我繼續努力。

這時，腦海中忽然一個疑問掠過，我不假思索問道：「像你這樣治病的診所，整個日本大概有多少家呢？」

龜仙人露出落寞的神情說道：「唉，這個我也不確定到底有沒有……」

「所以你不知道囉？」

「我寧願相信有。不過從整體來看，即使有，也是極為少數。」

「極為少數」的說法讓我十分震驚。

「我和教學醫院的醫師聊天，經常聽他們這樣講。」

龜仙人補充說明：「教學醫院的診療，還是有一定程度的要求，但是換成了兼職的診所，三兩下就得開出一張處方箋。沒辦法，診所老闆有交代，業績得顧好。」

看到我一臉吃驚，龜仙人的目光飄向遠方：「所以，我想要盡可能地讓更多人知道，提醒大家回頭檢視自己正在接受的治療，是否真的是最佳選擇。」

我用力點頭。

「我們正在創造一個環境，目標是聯合日本全國的醫師，共同推動不依賴藥物的治療……要實現不依賴藥物的治療，需要的不是『戰鬥』，而是『鬆散的互助體系』。」

聽到這裡，我忍不住在心中念著——

（龜仙人，加油……）

## 生理時鐘失調，會導致情緒障礙

沉默了片刻，龜仙人重新把目光轉向我，鏗鏘有力地說道：「不過，我們的努力方向是正確的。不久的將來，不依賴藥物的治療將成為主流，這一天必將到來。」

「真期待早日看到這一天。」

「非藥物療法的浪潮已經來到家門口了。」

龜仙人說，他在二〇一七年名古屋舉行的日本精神神經學會學術大會上，看到國立精神神經醫療中心的三島和夫醫師，以「使用精神科藥物治療失眠可有實證支持？──現狀與課題──」為題發表研究，讓他更確定了這一醫療趨勢。

「首先，日本精神神經學會學術大會不是由製藥公司主辦，所以包含許多藥物之外的主題，即使是否定藥物的言論，照樣可以納入研討。三島和夫醫師發表的研究主張，憂鬱和雙極性障礙在內的情緒障礙，都是長期放任『晝夜節律失調』的後果。」

「我怎麼聽不懂。」

「換個說法，就是治療『晝夜節律失調』可以預防和改善精神問題。」

「什麼是『晝夜節律失調』呢？」

「簡單講，就是生理時鐘失靈了。」

「你是說生理時鐘不管用了嗎？」

「是的。從事長途海外旅行，容易發生時差症候群，而『晝夜節律失調』就好像沒有出國門，卻在國內發生時差症狀。」

龜仙人這樣解釋，我似乎可以明白。

「日向醬是否也有晚上睡不著，或是天沒亮就早早醒來的困擾呢？」

我點點頭。

「放任晝夜節律紊亂的結果，會導致情緒障礙喔。」

「有這麼嚴重呀……」

這也不難理解。

## 安眠藥讓人失去意識，並非睡覺

「一旦出現『晝夜節律失調』，最初的自覺症狀往往是入睡困難、半夜頻頻醒來、太早醒等睡眠問題。這一階段的病人去看失眠，醫生通常會開給安眠藥，就此鑄下錯誤的第一步。三島和夫醫師嚴肅指出，日本的精神科醫師用藥太氾濫。」

「給睡不著的病人開安眠藥不對嗎？問題出在哪裡呢？」

「這妳就不懂了。服用安眠藥並不能夠改善『晝夜節律失調』，吃了安眠藥以後睡著，但是『晝夜節律失調』的問題還是沒有解決，久而久之會引發情緒障礙。」

「這樣啊……」

「褪黑激素是一種催人入睡的荷爾蒙，而調整晝夜節律，可以促進褪黑激素正常分泌。服用安眠藥睡著，並無法調整晝夜節律，而且人看似睡著了，但是睡眠深度不足，身體無法分泌足夠的生長荷爾蒙來消除疲勞。」

「你的意思是說，吃安眠藥睡覺，無法消除疲勞嗎？」

「沒錯，所以一覺醒來還是覺得人很疲憊。睡覺和失去意識是兩回事，吃安眠藥睡覺就是做表面功夫，只是讓睡不著的病人失去意識，看起來好像睡著的樣子。」

我現在總算明白龜仙人為何不開安眠藥給病人。

「既然不能用安眠藥，那麼生理時鐘失靈，晚上睡不著的人，該如何治療呢？」

「首先要給予生活指導。如果無法改善，再考慮使用中藥或是服用維生素補充劑。」

「生活指導?!好像在學校喔。」

告別學生時代以後，好久不曾聽到這個熟悉的字眼，讓我頗感吃驚。

「絕對不能做的是……」

「是什麼？」

「染頭髮和穿著鬆垮襪。」

「……」

好冷的哏讓我實在無言以對，龜仙人一臉尷尬的說下去：「我們不用安眠藥粉飾太平，而是調整生活作息，恢復睡眠本來該有的生理意義。至少，精神科醫師在開給病人安眠藥以前，應該問問他們一天喝幾杯咖啡吧！」

「這和喝幾杯咖啡有什麼關係呢？」

「當然有關係囉，病人如果習慣飲用過量的咖啡，就必須要求他節制。同樣的，給安眠藥之前，應該先給予生活指導，要求病人遠離可能妨礙睡眠的菸酒和咖啡因，或是不要熬夜。戒除所有可能妨害睡眠的不良習慣，才是治療失眠的首要工作。」

「也就是要創造自然入睡的狀態。」

「沒錯。想要早起的話，再不情願也得讓自己早點發睏。厚生勞動省頒布的省令《療養擔當規則》裡也有明訂，『營養、靜養、運動、轉換職場等其他療養上應注意事項，如有被認定可助於提升治療效果者，應對病患加以相關指導，而不可輕率投予藥物。』」

「也就是說，未給予病人生活指導就給藥，這是不對的囉……」

「正是如此。三島醫師的研究同樣指出，濫用藥物的處方太多，而非藥物治療的有效性是可以確定的。我們只要能夠集結更多以非藥物治療為目標的醫師們，逐漸形成主流，那麼不久的將來，非藥物治療就會成為常規。」

## 配戴橘色鏡片改善生理時鐘

龜仙人一邊說著，一邊從辦公桌右上方的抽屜裡，拿出一副橘色鏡片的太陽眼鏡。他的舉動唐突，讓我忍不住問：「那是什麼？」

「就是一副橘色鏡片的太陽眼鏡呀！」

（我當然看得出來好嗎……）

「你的私人物品嗎？」

「是啊。」

（好差的品味……）

我在心裡暗想著，看起來就像是昭和時代的明星才會賣弄的行頭。

（這個人的時尚品味還真是不同凡響……）

龜仙人一點也不在乎我異樣的目光，自顧自地拿出拭鏡布，啣啾啣啾地擦拭起鏡片，然後舉起眼鏡，似乎是準備要戴在自己臉上，還不忘露出雪白牙齒對我一笑，擺足了姿態。

（他到底想幹嘛……）

「如何？」

「欸……太帥了……」

（還不如宴會上搞笑用的眼鏡，那種戴上去還連著假眉毛、假鼻子和假鬍鬚的眼鏡，都比你俗氣的太陽眼鏡強多了……）

心中還在取笑他，這副太陽眼鏡已經遞到我手邊。

「妳喜歡就好。」

「蛤？」

「從今天起，就借給妳用了。」

「什麼?!」

「妳戴起來一定好看。」

「蛤——」

「快試試！」

「不會吧！」我張口結舌，久久反應不過來。

# 戴上橘色鏡片太陽眼鏡

手拿著俗氣爆表的橘色鏡片太陽眼鏡，我僵住不知如何反應，龜仙人說道：「人類生活在地球上至少三百萬年，大腦一直是在朝陽的藍光中醒來，在夕陽的橘光中感受睡意。」

「格局怎麼忽然拉這麼大。」

「但是現代人熬到深夜不睡覺，長時間暴露在智慧型手機、電腦、電視、螢光燈的藍光下。藍光有刺激大腦醒覺的作用，夜晚長時間暴露於藍光中，當然會破壞正常的晝夜節律。」

「這和橘色鏡片的太陽眼鏡有何關係……」

龜仙人沒等我把話說完，緊接著強調：「與其使用安眠藥，最該做的其實是重新恢復身體正常的晝夜節律，也就是天亮早起，讓自己沐浴在晨光中，夜晚早睡，一覺到天亮。良好的作息規律，自然可以預防且改善精神問題。而這副眼鏡正是回歸正常睡眠的必殺配件。」

「就這個？橘色鏡片的太陽眼鏡是必殺配件？」我完全無法理解。

「醫學研究證實，橘光可以提升人體褪黑激素的分泌多達二十五％，而褪黑激素正是誘發睡意的荷爾蒙。」

「有差這麼多？」

「日向醬也有必要重新整頓舊有的生活習慣，不過這種事並非一朝一夕可以扭轉過來的。」

「也對。」

「那麼，就從入夜以後，在家裡戴上這副太陽眼鏡開始吧！」

謝天謝地，真要我戴這副眼鏡走出家門，我還真辦不到。一聽到只要在家中戴上它就行，我頓時感到輕鬆不少。

「可是，它真的會有效嗎？」

龜仙人自信滿滿的說：「那還用講嗎？我之前準備了好幾副橘色鏡片的太陽眼鏡，借給失眠求診的病患使用。」

「結果呢？」

「結果大家都在兩個星期之內解決了失眠問題。」

「真的嗎?!」

「印地安～真心不騙～」

（印地安？什麼意思？他是想要說 indeed 嗎？）

「這是真的。」

「所以從此之後，我都指導來求診的失眠患者去買橘色鏡片的太陽眼鏡，夜晚在家戴上。」

「好玄哪……」我端詳著手中橘色鏡片的太陽眼鏡，不由得讚嘆。

龜仙人神情嚴肅的看著我說：「不過，這種眼鏡有個問題……」

「什麼問題？」

「橘色鏡片的太陽眼鏡很不好買。」

「我想也是……」

龜仙人告訴我說，如果真的買不到橘色鏡片的太陽眼鏡，改用抗藍光鏡片（正確的說，是可以有效阻隔五四〇奈米以下波長的光學鏡片）也有效果。

而在使用太陽眼鏡阻隔藍光的同時，也要盡可能戒掉入夜後仍暴露在藍光下的習慣，同時莫忘早睡早起。整頓晝夜節律以後，就不容易發生情緒障礙。我珍惜這得來不易的機會，向龜仙人借走這副橘色鏡片的太陽眼鏡，然後把剛才的重點整理如下。

◇無論前一晚幾點睡，第二天早上都在固定的時間早起。
◇每天早晨都要曬一曬朝陽。
◇入夜以後避免使用電腦、智慧型手機。
◇入夜以後到睡覺前，戴上橘色鏡片的太陽眼鏡。
◇不熬夜。

# 飲食指導1：每天吃發酵食品

「現在，問題來了。」

「好一陣子沒猜謎了。」

「能夠強力左右大腦運作的臟腑？猜一個字的內臟器官。」

「耳！」

歪腰！龜仙人做出假摔。

「抱歉啦，我一聽說答案是一個字，沒經過大腦就脫口而出⋯⋯」

「現在公布正確答案，能夠強力左右大腦運作的臟腑，就是有『第二大腦』之稱的『腸』。」

「你是說腸道嗎?!」我大吃一驚。

「正是腸道。首先，大腦功能與晝夜節律有密切連結。腸道會製造大量的神經傳導物質，與大腦互相溝通，進而影響大腦運作。目前的科學研究已知，想要調整晝夜節律，可以透過保健腸道達成目的。還有，人體七成的免疫力都是由腸道細菌在維護。」龜仙人的話讓我不由得激動起來。

「傑克，這真是太神奇了！」

「日向醬，這個哏有點難笑⋯⋯」

我這才發現自己用了一個俗濫的老哏。

「抱歉了，我只是沒想到大腦和腸道看似完全不相干，竟然可以牽出這種關係⋯⋯」

「所以囉，腸道也關係著精神健康。腸道健康，心理也會跟著健康。反過來說，心理生病了，腸道裡的好菌會減少，壞菌會變多。妳知道保健腸道最好的食物是什麼嗎？」

「唔～應該是甜食吧！」

「這單純只是妳的個人喜好吧！」

「被妳發現了⋯⋯」

「我們在討論減壓對策時也說過，甜食和糖分是誘發情緒不穩定的因素。一定要留意才好。」

「是的，我會小心。」

「現在公布正確答案，保健腸道最好的食物就是發酵食物。」

「發酵食物?!」

「微生物以食物為養分進行繁殖的過程，會改變食物的成分，壞菌讓食物腐敗，好菌則是讓食物發酵。」

「乳酸菌和納豆菌都是好菌，對吧！」

「是的。食用發酵食物，可以攝取到活的好菌。這些好菌會協助腸道裡的好菌發揮作用，改善腸道環境。不過，大多數好菌在攝氏四十度以上的環境就會死亡，所以我們要盡可能生吃發酵食物。納豆菌則是少數的例外，它可以耐熱到攝氏一百度，因此加熱吃也OK。」

「所以我們把它拌在熱呼呼的米飯來吃。」我一邊自言自語，一邊記下重點。

龜仙人補充說：「食物裡的好菌即使因為加熱或是被胃酸殺滅，進入腸道中，仍然可以成為腸道好菌的食物，或是吸附腸道壞菌，排出人體外，所以吃下好菌，無論死活都不會浪費。」

「這樣啊。」

「腸道好菌的食物是膳食纖維和發酵食品，腸道壞菌的食物是糖分、速食加工品。妳一定要牢記在心呀！」

「我知道了。」

「不過，好菌在腸道的存活時間也只有三至四天而已，妳知道該怎麼做了嗎？」

「要盡可能每天吃。」

「答對了！」

說著，龜仙人對我豎起大拇指，露出雪白的牙齒粲然一笑。

「重點不在於一口氣吃下大量，而是每天少量補充。還有，要盡可能攝取各式各樣的好菌，所以食用多樣化的發酵食物組合，效果會更好。」

「像是泡菜加納豆嗎？」

「這組合太棒了。有些常見的食物其實是發酵食品，只是我們未曾注意罷了。建議妳不妨把日常的食物內容好好梳理一遍，必定會有幫助。」

說著，龜仙人今天照例又鬆開白板的卡扣，將白板一翻，亮出寫在背後的「發酵食品表列」。

「哇嗚……」我不由得讚嘆。

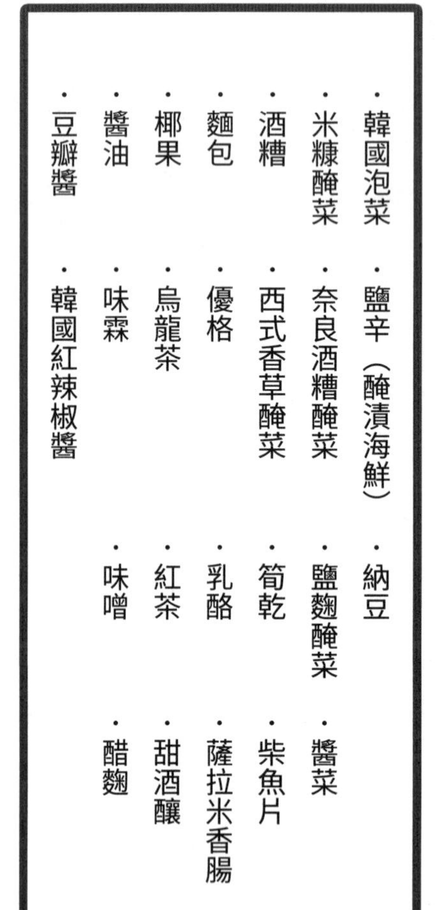

・韓國泡菜　・鹽辛（醃漬海鮮）　・納豆
・米糠醃菜　・奈良酒糟醃菜　・鹽麴醃菜　・醬菜
・酒糟　・西式香草醃菜　・筍乾　・柴魚片
・麵包　・優格　・乳酪　・薩拉米香腸
・椰果　・烏龍茶　・紅茶　・甜酒釀
・醬油　・味霖　・味噌　・醋麴
・豆瓣醬　・韓國紅辣椒醬

「我知道味噌、優格、泡菜是發酵過的，但沒想到筍乾也是。」
「筍乾是竹筍經過乳酸菌發酵而成。」
「而且就連醬油、椰果、烏龍茶、紅茶也是，實在很意外。」
我對這張表的內容五體投地。
「醬油是大豆經過麴菌和酵母菌發酵而成，椰果則是從椰汁發酵來的。」
「今天長知識了。」
「烏龍茶、紅茶也是經過茶葉裡的酵素氧化發酵而成。」
「哇喔……」
「發酵食物太多了，我只能舉出其中的一小部分，其餘的妳得自己查。」
「沒問題，交給我來！」
「順便提醒，由於誤會的人太多了，所以我在此先聲明，梅乾可不是發酵食品喔。」
「梅乾是醃漬物，本身味道又酸，自然會被誤認為是發酵食品。」
龜仙人回答：「梅乾是將梅子脫水，濃縮了本身的酸味，再用鹽巴浸漬而成，過程中並沒有發酵。不過，梅乾含有麴酸成分，因此對消除疲勞很有效。」
「原來如此。」
「但是，發酵食品雖好，吃多了也會造成高血壓，並且損害腎臟功能，非但無法促進健康，還會導致反效果。要慎防吃太多高鹽分食物，還要避免攝取太多調味料，使用調味料時必須精確測量用量。」

龜仙人似乎一下子變身烹飪老師，讓我覺得好笑。

我在筆記本寫下重點摘要。

◇腸道是人體的第二大腦。

◇保健腸道就是保健大腦；保健大腦就是保健心理衛生。

◇每天少量食用發酵食品。

◇發酵食品要盡可能生吃。

◇多品項的發酵食品一起食用效果好。

◇慎防過量攝取發酵食品。

# 飲食指導2：攝取含 Omega-3 脂肪酸的食物

就在我把「發酵食品表列」抄錄在筆記本時，龜仙人已經回到辦公桌前，端詳他的無尾熊餅乾圖案，然後大口大口的嚼起來。他看我寫得差不多了，又站起身對我說：「除了發酵食品，某些食物也有助於人體調節晝夜節律喔。」

我一聽，立刻握緊筆桿，準備接著記下重點。

龜仙人站在白板前，三兩下擦掉「發酵食品表列」的內容，拿起紅色麥克筆，寫下「Omega-3 脂肪酸」幾個大字。他等我把字抄完，開始講解：「Omega-3 脂肪酸是什麼呢？要我簡單地說，它就是一種不飽和脂肪酸，這類脂肪酸的倒數第三根鍵為雙鍵，雙鍵就是雙層的碳原子連結。」

「這說明哪裡簡單了呀?!」

「這樣說明不好懂，是嗎？」

「完全聽不懂。」

「好吧，那就別想得太深奧，把它當做是有益身體健康的油脂就好。」

「有益身體健康的油脂……」

「Omega-3 脂肪酸有三種類，分別是來自植物的ＡＬＡ、來自動物的ＤＨＡ和

ＥＰＡ。」

「我聽說過ＤＨＡ和ＥＰＡ。」

「ＡＬＡ又叫做α-次亞麻油酸（α-Linolenic acid），這個名稱妳或許聽過。」

「好像有，又好像沒有。」

「人體無法自行合成ＡＬＡ，所以必須從飲食中攝取。而一部分的ＡＬＡ還可以轉化為ＤＨＡ和ＥＰＡ，因此我們必須積極攝取。」

我飛快記下重點。

## 吃堅果補好油

「我好像聽說過吃堅果可以攝取到α-次亞麻油酸。」

「很遺憾，所有的堅果當中，只有核桃（Walnut）含有ＡＬＡ。」

「只有核桃嗎？」

「妳記得，核桃才有ＡＬＡ，其他堅果並沒有，這樣記比較保險。」

「好的～」

「開心果、杏仁等堅果，ＡＬＡ含量都是〇，但是二十八公克（一把）的核桃就含有二・五公克的ＡＬＡ，只要吃一把，每日的建議攝取量（※10）即可輕鬆達標。」

※10 根據厚生勞動省發布的日本人飲食攝取基準（二〇一五年版），Omega-3脂肪酸的每日攝取目標為成人女性一．六～二．〇公克，成人男性二．〇～二．四公克。

「核桃真是營養豐富的好堅果，可是每天吃核桃不是件容易的事呀！」我嘀咕，龜仙人也頗有同感。

「的確，畢竟我們不是栗鼠。」

「除了核桃以外，難道沒有其他食物可以提供α-次亞麻油酸了嗎？」

被我這麼一問，龜仙人說出一種完全出乎料想的食材：「奇亞籽。」

「奇亞籽？這可是在國外名媛貴婦圈非常風行的超級食物耶。」

「日向醬也知道奇亞籽？」

「只要是女性，誰不知道呢！據說可以用來瘦身，我也很想試試，不過奇亞籽的價格有點高貴，讓我十分掙扎。」

「日向醬，我不會害妳，聽我的，從明天開始吃奇亞籽，一天一大匙，就可以攝取到二公克的ＡＬＡ。」

「這也太好用了！果然是名媛貴婦喜愛的超級食物。」

「其他還有一小匙的亞麻仁油含二．三公克ＡＬＡ、一小匙的紫蘇油含二．五公克ＡＬＡ。」

「亞麻仁油和紫蘇油是嗎？」

「對。將它們加在蔬菜汁，或是拌在納豆裡面一起吃，一天哪怕只吃一茶匙，與三餐一同攝取，可以同時照顧到身心健康。不過，紫蘇油容易氧化，建議買攜帶型的小包裝比較好。」

「我知道了。今天就去買。」

## EPA與DHA能調節生理時鐘

龜仙人的飲食指導還有後續。

「ＤＨＡ和ＥＰＡ也不能忽略喔！」

「這個我知道，要吃青皮魚！」

「沒錯。青皮魚的ＤＨＡ和ＥＰＡ可以調節晝夜節律，我認為妳從今天起要積極吃青皮魚。」

「好的，我會多吃一些。」

「鯡魚、鯖魚、黃尾魚、秋刀魚、沙丁魚、竹筴魚、鮪魚都是很好的青皮魚。」

**【每百公克的 Omega-3 脂肪酸含量】**

鯡魚一・六公克　鯖魚一・二公克　鮪魚罐頭〇・五公克

我為了趕上龜仙人的說話速度，拚了命的埋頭猛抄筆記。

「還有，嚴禁偏差的飲食。不能因為青皮魚很好，就只吃青皮魚，這樣也會出問題。何況日向醬也不是海狗。」

「放心，我懂啦！」

「食物要多樣化攝取，這樣吧，目標訂在每天攝取二十種食物。」

我對這個數字有疑問：「我好像聽說一天要攝取三十種食物比較好。」

「的確，許多醫療院所都這樣指導民眾，但是考慮到我們診所的病人十分認真配合醫囑，我擔心標準訂太高，會累壞大家，反而不容易堅持下去，所以稍微降低門檻。」

（話是這樣講，但是對我來說也已經屬於高難度……）

## 天然動物奶油比人造植物奶油好

「現在要說到必須嚴防的壞油，也就是反式脂肪酸。」

「我聽說過反式脂肪酸。」

「反式脂肪酸是有害健康的油脂，不應該攝取。人造奶油、起酥油、脂肪抹醬（Fat Spread）都含有反式脂肪酸。」

「所以，天然動物奶油比人造植物奶油好囉！」

我嘴上這樣說，心裡在嘀咕：天然動物奶油貴多了……

「日本對廠商沒有強制標示規定，所以消費者很難分辨，多數的麵包、蛋糕、洋芋片和爆米花之類的點心零食、泡麵等，都含有反式脂肪酸，一定要注意。」

（再見了，我的洋芋片和爆米花……）

我只能默默向點心零食道別。

「想經營健康的腸道環境，一定不能缺少膳食纖維。糙米、胚芽米、玉米、大豆、紅豆、番薯、芋頭、蒟蒻、牛蒡、蜂斗菜、芹菜、蘆筍、香菇、姬菇、金針菇、海帶芽、寒天、石花菜、香蕉、瓜類等，也要多方攝取才好。」

龜仙人越說越起勁。

「還有，吃東西不要狼吞虎嚥。」
「我好歹是女孩子，還是得顧慮形象，不至於狼吞虎嚥啦！」
「咖哩用喝的，妳不會嗎？」
「我才不會這麼粗魯。」
「咀嚼是頭等大事，一口飯至少要咀嚼三十下。」
龜仙人這一提醒，我細思了自己最近的生活，才發現這陣子因為工作太忙，中午也沒能好好吃飯，總是狼吞虎嚥。
「細嚼慢嚥不僅幫助消化，規律的咀嚼動作還能夠穩定血清素分泌，而血清素正是轉化為褪黑激素的原料。」
我最近不只是白天吃飯狼吞虎嚥，晚上回到家，也沒有多做幾道菜，細嚼慢嚥地享用一頓像樣的晚餐。
「咀嚼甚至可以激活粒線體，穩定體溫的調節機能，提升睡眠品質。」
也許是垃圾食物吃多了，這陣子就連排便也不順暢。還有青菜鐵定也沒吃夠，腸道環境惡化，晝夜節律失常，都種下我心理失調的遠因。
「日常的飲食照顧實在馬虎不得……」
我喃喃低語，龜仙人聽得一清二楚：「那是一定的。不依賴藥物的治療過程中，改善飲食習慣是不可或缺的一環。」

「真的太重要了。」

「內外壓力夾擊，讓妳體內的各種齒輪運轉一點一點的偏移，終於對精神造成不良影響。」

我點點頭，眼眶不知為何已經盈滿淚水。

「因為齒輪是逐漸偏移的，所以將它們逐漸導正回來就好，不能操之過急，但是也不可懶散大意，同樣的，沒必要過度操心而自亂陣腳，我們只在最必要的時候用藥，度過難關就好。加油！」

說著，龜仙人回到辦公桌前，將手伸進無尾熊餅乾盒裡。

「給妳一片餅乾打打氣。」

他好像抽籤似的，在盒裡掏呀掏，掏出一片無尾熊餅乾。他端詳了片刻，整個人頓時定住。

「怎麼了嗎？」

我好奇他看到什麼，龜仙人只是默默將餅乾遞給我。一看到餅乾上的圖案，我也驚呆了。那是一手持著團扇，正在炭火盆上烤秋刀魚的無尾熊。

「烤秋刀的無尾熊……」

我認為這家診所一定有神明護持。
以下是我整理的重點。

◇攝取ALA（α-次亞麻油酸）。
・核桃、奇亞籽、亞麻仁油、紫蘇油（勿攝取過量）
◇攝取DHA、EPA
・鯡魚、鯖魚、黃尾魚、秋刀魚、沙丁魚、竹筴魚、鮪魚
・螃蟹、貽貝（淡菜）、牡蠣
◇攝取膳食纖維
・糙米　・胚芽米　・玉米　・大豆　・紅豆　・番薯　・芋頭
・蒟蒻　・牛蒡　・蜂斗菜　・芹菜　・蘆筍　・香菇　・姬菇
・金針菇　・海帶芽　・寒天　・石花菜　・香蕉　・瓜類
◇一天攝取食物20種以上
◇一口食物咀嚼30次以上

## 運動效果竟然和抗憂鬱劑作用相當

「睡眠和飲食我們都討論過了，現在還差一項重要的指導工作，妳猜是什麼呢？」

面對龜仙人的提問，我苦思良久：「睡眠、飲食……唔……是運動嗎？」

「叮咚，答對了！」

（好耶！）

正中答案！我高舉緊握的右拳，做出給力的手勢，龜仙人說道：「睡眠、飲食加上運動，這是重建身心健康的三大支柱。」

「三大支柱？」

「沒錯，就好比職棒阪神隊的致勝三大支柱ＪＫＦ組合那樣[9]。」

「我不懂棒球，這個比喻對我沒有意義……」

「蛤，妳竟然不知道當年叱吒風雲的阪神勝利方程式？」

歪腰！龜仙人作勢假摔，重演久違的吉本新喜劇搞笑哏。

「也罷，阪神三支柱在這裡不重要，就別管它吧……」

龜仙人自討沒趣的嘮叨幾句，重新回到正題上。

「我的意思是，活動身體對心理健康意義重大。妳有在運動嗎？」

我這才發覺自己好一陣子都沒做過像樣的運動了。

學生時代的我還是網球隊隊長，在球場上揮汗如雨。初出社會時，假日總是找公司的同期同事一起爬山。但是就在上班兩、三年之後，應付每天的工作已經讓我筋疲力竭，記憶所及，假日只能懶在家中爬枕頭山，但是白天補眠讓我整日懶洋洋（※11）。

※11 這陣子我陷入了白天補眠的惡性循環，龜仙人說這是最糟糕的循環，也就是「白天補眠↓晚上睡不著↓晝夜節律紊亂↓收假日上班渾渾噩噩↓勉強撐到周末↓白天補眠」。雖然自己的輕躁狀態或許可以掩蓋周間的疲態，但是疲勞會日積月累，直到有一天身體必定會強制關機。

那麼，假日怎麼過比較好呢？龜仙人建議採取「積極休息」的方式。即使有點疲累，也要盡可能打掃環境、外出散步、做伸展操或瑜伽、洗三溫暖等，將這些「積極消除疲勞的手段」納入假日生活的例行常規，讓它成為習慣，直到「假日不去洗三溫暖就感到渾身不對勁」，自然不會再熱衷於無謂的跑攤應酬，而是樂在「重視自我治療的生活」，有效預防病情再復發。

9：JFK是指阪神隊從2005年賽季開始，善用的三位替補投手傑夫・威廉斯（J）、藤川久二（F）、久保田智之（K），阪神隊靈活運用這一組合所創造的致勝模式仍沿用至今。

「肥胖和憂鬱症狀也大有關係喔！」

龜仙人解釋：「內臟脂肪會分泌發炎物質，而發炎物質正是引發憂鬱症狀的一項誘因。」

「有這種事！」

這麼勁爆的事我第一次聽說，不自覺提高了嗓門。

（精神疲憊↓不想動彈↓發胖↓因為外型不佳而加重心理負擔）

這一系列因果演變像跑馬燈在我的腦海中轉呀轉。

（這倒是提醒了我，最近身材好像有點臃腫……）

## 情緒低落或是焦躁不安時，就去散步吧

龜仙人似乎又看穿我的心思，帶著幾分強硬的語氣說道：「心理失調的人幾乎都有新陳代謝症候群，或是身材過於瘦弱的問題，至少我還沒見過雄赳赳氣昂昂的病人。人類也是動物，活動肢體，大腦也會跟著活絡起來。所以別說從明天開始，今天就要動起來。」

我默默點頭，思忖了一會兒，痛下決心說道：「我知道了。從明天開始，我每天慢跑

十公里。」

龜仙人笑著說：「這樣未免太拚了。剛開始只要散步就好。」

「只有散步可以嗎？」

「想改善憂鬱情緒，散步最理想。覺得情緒低落或是焦躁不安時，先出去走走就對了。」

如果只是走路，就算完全沒心情，應該也可以勉強應付吧！

「不過，心肺功能和腦功能是互相連通的，所以散步不要拖拖拉拉，務必保持一定速度。大約就是微喘，但仍可以邊走邊說話的快步程度。目標是每天四千步，快步的話，大約半小時內完成。情況允許的話，盡量不要利用通勤時間順便運動，而是選擇一處能夠讓自己默默快步的環境，利用智慧手機的記步器應用程式，明確計算每天的運動步數。不要挑戰高強度運動，那些不至於讓妳氣喘如牛的運動最理想。」

（運動真的可以改善心理失調嗎……）

龜仙人接著又說道：「運動能改善憂鬱情緒的醫學文獻已經多不勝數，而運動會導致憂鬱惡化的研究卻是一篇也沒有。」

「意思是說，運動不會讓情緒低落……」

「是的，只不過，凡事過猶不及，運動不可過頭是真的，記得把握「適度」的原則。告訴妳一個驚人的研究發現，運動療法的功效和抗憂鬱劑的作用幾乎不相上下（※12）。」

※12 德國柏林大學運動科學中心的研究團隊，研究運動對焦慮症和憂鬱症的影響，蒐集了四萬人的資料加以分析，之後由柏林大學米爾柯．韋納教授與漢堡大學醫學部研究人員做出共同結論，即，從事運動和肢體活動具有減輕憂鬱症狀的功效，作用類似於抗憂鬱劑。該研究結果發表於科學期刊《CNS & Neurological Disorders - Drug Targets（中樞神經系統暨神經系統疾病—藥物目標）》。

運動的效果竟然和抗憂鬱劑作用相當，又是一個勁爆的好消息。

「真沒想到運動這麼有效……」

「妳現在才知道。這也難怪，因為運動會分泌出某一種物質，這是最近的科學研究發現的。」

「分泌某一種物質？」

「是呀。」

「是出汗嗎？」

歪腰！龜仙人又作勢跌倒。

「日向醬的回答真天才……運動會出汗，這應該不需要研究也知道吧！」

也對。

「運動能夠刺激人體分泌血清素。」

（血清素……好像聽說過）

「你說的血清素，就是合成褪黑激素的材料嗎？」

「答對了。真不錯，妳都記住了。那這個呢，妳還記得嗎？人在感受到壓力時，會分泌壓力荷爾蒙，倘若大腦一直浸泡在壓力荷爾蒙當中，腦神經細胞會出亂子，開始出現心理失調問題。」

「我記得。」

「事實上，血清素能夠促進受損的腦神經細胞更新。」

龜仙人的話讓我眼前為之一亮。因為我之前一直以為，被壓力荷爾蒙損傷的神經細胞，再也無法復原了。想到自己的神經細胞還有救，我不禁笑開了：「分泌血清素可以改善心理失調問題，對不對？」

「是的。走路可以促進腦部血液循環，提升血清素分泌，進而改善睡眠品質，消除疲勞。有運動習慣的人晚上睡得安穩，能有效刺激生長荷爾蒙分泌，讓我們進入深度睡眠，睡得更久更香甜，半夜不會動輒醒來。總之，養成運動習慣太重要了。」

「我一定要去走路！」我從鼻孔呼呼呼地噴著氣，信誓旦旦地說。

龜仙人和藹的叮囑我：「別衝過頭了，每天半小時就好。」

這話為我踩了剎車，我頓時收住鼻息。

## 維生素D能帶給人好心情

「記得曬太陽，太陽光會促進人體合成維生素D，維生素D帶給人好心情。一邊做日光浴一邊健走，應該很不錯。」

龜仙人追加的情報，讓我趕緊修正自己的宣示內容：「我每天早上從原本走到最近的車站，改成走到下一站搭電車！」

情緒一激動，鼻孔又不受控地噴著氣。

「不是才叫妳別用力過猛嗎？我見過因為太賣力，第一天就走到膝蓋痛的病人。」

龜仙人笑著提醒我，隨即一臉正色地說：「健走可以從明早開始，不過有個任務，我想請妳今晚就開始進行。首先，用浴缸充分泡澡代替沖澡。花一些時間悠哉泡個全身浴，可以促進血液循環。」

「喔……」

「還有，睡前做伸展操，只是簡單拉拉筋，都有助眠的效果。」

「我只會做兩人一組的伸展運動，那已經是學生時代參加網球社團時候的事了。」

「妳可別像當年在學校社團那樣，拉筋拉到大汗淋漓呀！」

龜仙人接著教我，如何做睡前十分鐘的簡單伸展操。

1. 將意識放在頸部，頭分別倒向左、倒向右各1分鐘。(1分鐘×2)
2. 將意識放在肩膀，手臂分別向前、向後各旋轉1分鐘。(1分鐘×2)
3. 將意識放在上半身，雙手十指交扣高舉過頭1分鐘，共2次。(1分鐘×2)
4. 將意識放在背脊，向前屈身1分鐘共2次。(1分鐘×2)
5. 將意識放在軀幹，向左、向右轉體1分鐘，共2次。(1分鐘×2)

「睡不著雖然很痛苦，但是在求助酒精或安眠藥之前，別忘了自己其實還有很多事可以做。喔喔，已經這個時間了，今天就到此為止吧！多謝妳，辛苦了……」

「謝謝龜廣醫師。」

我又補充了以下的筆記重點。

◇沐浴在晨光中。

◇三十分鐘的健走（日課）。

◇運動當中隨時注意強度，以微喘的程度為宜。

◇以泡澡代替沖澡。

◇睡前做伸展操。

## 適時尋求中藥處方

得到龜仙人面授機宜，調整睡眠、飲食、運動等生活習慣，足足經過了三個星期，我才又再次來到龜仙人的診所報到。

主要是臨近月底，公司的事情特別多，周間無法抽出時間去看診，又加上連續兩個周末，老媽都特地來看我。

「日向，上次和妳講電話，聽妳的聲音似乎不太開心，所以媽媽過來看看妳……」媽媽來找我，一見面就這樣對我說。我可不想讓爸媽操心，所以絕口不提自己的狀況，但他們應該是從我講電話的語氣聽出異樣了。

為了讓老媽安心，我強顏歡笑道：「我這星期業績達標，上司還誇獎我呢！」老媽稱讚我：「真了不起！妳從小就是個說到做到的孩子。」

「沒有啦，我這回只是運氣不錯，剛好達標而已，沒什麼大不了的。」害臊的我故作輕鬆。

媽媽直盯著我說道：「……工作很辛苦吧！」

讓老媽為我擔心，實在過意不去，霎時，我內心感到萬分酸楚。

就這樣，連著兩個星期六，媽媽都在傍晚出現，待到星期天傍晚才回去，沒做什麼，也沒多說什麼，就只是單純來陪伴我兩天一夜。

（老媽自己也很忙，還要為我跑這一趟，我真是給她添麻煩……）

我內心滿是歉疚。

## 陷入該不該服用藥物的兩難

沒去看龜仙人的三個星期當中，我的狀況並沒有太大變化。

「因為齒輪是逐漸偏移的，所以將它們逐漸導正回來就好，不能操之過急。」

我一再回味龜仙人的這句話。

現在的我，每天早起半小時，步行到下一站搭電車，這樣走了三個星期，我感覺身體似乎變得比較結實有力。而且我也養成天天吃納豆配泡菜的習慣。

正念冥想與自主訓練同樣天天進行，現在又多了睡前的伸展操。不知是否因為夜晚戴橘色鏡片眼鏡的緣故，感覺上睡眠也比較安穩。

但是，面對陌生拜訪，我還是感到艱苦萬分，唯一不同的是，現在的情緒似乎比較平穩，沒有再出現瀕臨昏厥的身心狀況。只是，早晨起床的瞬間，仍會感到身體沉重，上班當中也會時不時忽然湧現一股想撇下一切，飛奔回家的衝動。

每每在這種時候，我都會不由得想，如果藥物可以改善症狀，讓我好過些，少少的用一點藥也沒有不好啊！

「日向醬，好久不見，如何呀？」

時隔三個星期再次聽到龜仙人熟悉的招呼聲，我不禁紅了眼眶，劈頭就對他傾訴：

「我還會不時感到胸口憋悶喘不過氣，有時也想要不顧一切的大聲嘶吼。」

「慢慢來，不用藥物的治療，有時難免受罪，辛苦是一定會的。不要急，我們一步一步來。」

「我在想，如果要讓自己好過一點，服用藥物是否也是個不錯的方法呢？」

龜仙人靜默了片刻，才用平靜的語氣回答我說：「日向醬想要服用的藥物裡面，有令人昏昏欲睡的成分，服用後就無法從事危險作業。」

「放心吧，我的工作很安全，沒有什麼危險作業。」

「妳需要開車或騎機車嗎？」

「開車也算是危險作業嗎？」

「是的，道路交通法規都有明令禁止，嚴格來說，就連騎自行車都不行。」

「蛤～……我們跑業務必須開車，如果服藥後禁止開車，我可就麻煩了。」

「醫生開處方藥，有所謂的『禁止從事危險作業告知義務』，但是許多身心科和精神科醫師連告知都沒有，就直接開藥給病人。因為醫生一旦據實告知病人，病人必定會問，是否有其他可行的療法可以替代藥物，這麼一來，十五分鐘的診療時間就不夠用了……」

龜仙人絮絮叨叨，像持咒似的嘀咕了一長串，看到他這模樣，我才猛然想起。

對呀，當初就是不想使用藥物，才專程找上龜仙人治療，而且那些用藥的病人，一開始或許只吃少少的藥，可是漸漸的，想停藥也停不了了。至於對我來說，眼前最大的問題是，吃藥不能開車，我就無法工作了。

我重新整理思緒，對龜仙人說道：「我想通了，藥物就不必，我再努力看看。」

龜仙人說：「日向醬，其實我也正在想，該是讓妳服用中藥的時候了。」

「中藥？」

「我們的治療原則雖然是不使用藥物，但是實在必要時，仍會開給病人值得信賴的處方藥物（※13），尤其是積極給予病人中藥。」

※13 抗憂鬱劑儘管對於治療雙極性情緒障礙無效，但是一部分具有安定情緒作用的非典型抗精神病藥物和抗癲癇藥物，仍被認定為適用藥物。

我覺得奇怪：「咦？中藥難道不是藥物嗎？」

「我所說的中藥當然也是藥，不過和日向醬所知的西藥是不一樣的概念。」

接下來，龜仙人向我說明了中藥和西藥的差別（※14）。

※14 比方說，吃薑可以暖身，中藥方劑首先一一釐清生藥材（植物、木材、動物、礦物等存在大自然界的物質）本身具備的效用，然後加以適度配伍；相對於中藥以自然界的物質為材料，西藥則是以化學合成的材料調配而成。

中藥方的運用，本著「寒者熱之，熱者寒之；補不足，損有餘」等中醫學的治療原理，藉藥性調節機體功能，恢復其應有的平衡狀態。西藥則是針對特定臟器施加作用，藉以改善症狀。

根據龜仙人的說法，西藥可以派上用場的時機，主要是能夠明確鎖定病因、可針對原因加以治療、需要動手術，或是狀況危急之時。但是醫院檢查後未能找出異常，症狀也無法自癒的疾病，或是原因不明的慢性症狀、牽涉到體質的疾病（也就是「未病」狀態），比較適合採用中藥治療。

「我們雖然不使用抗焦慮劑或安眠藥，但是在不服用藥物的大原則下，萬一狀況非常，也並非絕對不可用藥。」

龜仙人又說：「舉例來講，有些病患找我之前，已經在別的醫生那裡服用了許多種藥物，如果要求他們立刻停藥，有可能出現戒斷症狀。所以我會先幫他們減藥，只留下最必須的藥物，並且配合使用中藥，然後逐漸過渡到只用中藥，最終目標是連中藥都可以不用。這就是我們不用藥的操作過程。」

「原來如此。」

「每天服用中藥是為了改善體質，中藥是支持身心自我療癒的輔助力量，所以病人即使遭遇突發狀況，以至於病情惡化，仍可持續服用中藥。」

「服用中藥難道不會影響開車等危險作業嗎？」我無論如何得先確定才行。

「使用中藥的三大好處是不會令人昏昏欲睡、副作用少、沒有成癮性。從法規上來講，使用中藥並不受『禁止從事危險作業告知義務』的約束。」

「也就是說，服用中藥仍然可以開車，而且隨時可停藥囉！」

「是的。最終可依賴的並不是藥物，而是『自己』。我們不依賴藥物，只是暫時借用中藥的力量。」

末了，龜仙人總結說道：「就這樣講定，我給妳開中藥處方。」我點點頭表示同意，龜仙人先是觀察我的舌頭，然後又把了我的脈象。

「開中藥處方必定得先問診，再觀察病人面色、體格等外觀條件，這是『望診』；然後觀察舌頭，是為『舌診』；還有辨別說話的音色、聞嗅病人的氣味，是所謂的『聞診』；把脈就是『脈診』；檢查腹部有無壓痛點或緊脹感，這是『腹診』。我們已經完成脈診和舌診，接下來是腹診。日向醬，請把肚皮露出來吧！」

「要、要看肚皮?!」我失聲大喊，作夢也沒想到看身心科還要露肚皮。

本以為龜仙人是在開玩笑，哪知他一臉嚴肅的說：「身與心是一體的兩面，確認身體健康狀態也是必要的。妳放心，我會請女護理師在場協助。」

龜仙人說完，撥通內線電話，請女護理師進來。登場的女護理師熟練地從診間角落裡，拖出一把四四方方的白色椅子，掀開椅面，從下方拉出金屬骨架，喀啦喀啦折彎再展開，三兩下就拼裝完成一張診療檯，看得我瞠目結舌。

她對呆立在原地的我說道：「頭請睡這邊，雙腿不要彎曲，身體輕鬆躺平就好。」

診療檯的檯面比想像中柔軟，我正面仰躺，露出肚皮。龜仙人用酒精棉擦拭雙手以後，將手掌貼在我的肚臍上。「有臍上悸動。」他先是喃喃自語，接著手掌向下使力按壓。我被這突如其來的力道嚇了一跳，「哇」的叫出來。

龜仙人一直按壓到我的左右肋骨下緣，確認我皺眉的程度，然後再稍微施加力道，按壓肚臍下方。

「好痛……」我忍不住出聲。

「嗯……心下痞鞕，胸脅苦滿。」他自言自語，似乎以此做為總結，完成了腹診。女護理師又三兩下熟練地收起診療檯，將它恢復成一把椅子，然後退出診療室。

我還在想，龜仙人這一番操作究竟看到了什麼。只見他用酒精擦拭雙手，在白板寫下兩行漢字「柴胡加龍骨牡蠣湯」、「抑肝散」。

龜仙人指著這兩行我從沒見過的漢字問道：「日向醫，這兩行，妳念念看。」

「這些字我不會念啦！」

龜仙人對我直白的拒絕，只是笑著說：「這個念 Chain Hu Jia Long Gu Mu Li Tang 和 Yi Gan San，也就是我今天要開給妳的兩帖中藥方劑。」

（Chain Hu Jia Long……還是讀不出來……）

「妳知道嗎，中藥方劑有一百三十多種。」

「這麼多?!」我不由得驚呼。

「但是我在妳的第二次門診以後，就已經把範圍縮小到十種左右。」

「範圍一下子縮小這麼多?!」

我大吃一驚，緊接著就想到初診長達四小時，後來填寫了好大一疊問診記錄表。

「要我填寫那麼多問診記錄表，應該是有你的用意吧？」

「妳或許會感到奇怪，自己是來看精神問題的，為何我這麼在意妳的既往病史，包括頭痛、腹痛、月經相關症狀等，這些和精神健康有何關係呢？其實，身心是一體的，只不過我們比較容易自覺到身體的症狀。」

我填寫問診記錄表時的滿腹疑問，如今終於真相大白了。

「剛才的腹診是我下中藥處方的決定性關鍵。日向醬的肚臍周圍有脈搏的跳動感，按壓肚臍妳喊痛，所以我開了這兩帖藥給妳。」

我不禁佩服起龜仙人，想必這時的我連看他的眼神也不一樣了。

「中藥必須因人、因狀態而調配，相同的表現症狀可能使用不同藥方，而不同的表現症狀也可能用相同的藥方。我今天開給妳的處方，是專為妳這個人的需要所調配，『柴胡加龍骨牡蠣湯搭配抑肝散』也可以說是『日向專屬特調』，它可以平衡妳的身心，逐漸安撫妳的心口悶慌、焦躁不安，妳儘管放心使用吧！」

（所以我現在是借助中藥的力量，不依賴西藥治病……）

「柴胡加龍骨牡蠣湯是煎劑，只要沖熱開水攪勻，就可以服用。」

我點點頭，心想：「中藥的效果雖然比較緩慢，但是副作用少，也沒有成癮性，真是病人的救星！」

這時，龜仙人忽然對我高舉「戰鬥」手勢，出聲喊我：「WATCH OUT!」

我滿頭問號，不知他是何用意。他又猛喊了好幾次：「WATCH OUT! WATCH OUT! WATCH OUT!」

「……這是要我堅強對抗病魔的意思嗎？」

我怯怯地問，龜仙人面露尷尬地解釋：「欸……我是在表演中國功夫——」

「……？」

「因為中藥和中國功夫很麻吉呀！」

「……」

「WATCH OUT!」

「……」

就這樣，我開始了每天服用「日向專屬特調」中藥方，同時堅持正念冥想、自主訓練、呼吸吐納等解壓練習，並兼顧睡眠、飲食、運動療法。

## 制訂專屬的「自我使用說明書」

服用中藥以後，我增加了回診的頻率。次數多的時候，達到每星期三次，最少的也有一次。我一面服用中藥，一面留意自己的飲食和運動，每天和壓力奮戰。

服用中藥大約一個星期後的某一天，龜仙人問我：「日向醬，中藥的效果如何呀？」

「欸，才服用一個星期，我也說不上來……」

龜仙人又問：「胸口的憋悶、窒息感，還有脇肋的不舒服，有沒有減輕一些呢？」

經過龜仙人提醒，我才忽然意識到——

「對呀，呼吸好像變輕鬆了。」

感覺就像是眼前的漫天霧霾瞬間消散，龜仙人見到我的神情變化，心滿意足地說道：「有的人服用中藥好多年才終於見到效果，但是也有人一吃就見效。日向醬服用的是特調複方，我認為效果會更快，妳應該已經漸漸感受到作用了。」

我聞言，彷彿見到自己往上前進了一階。

之後多次前往龜仙人的診所回診，並沒有特別的講授內容，龜仙人只是按照慣例問我：「嗨，日向醬，如何呀？」我則是據實回答。回到家以後，我照舊過著自我治療的每一天，並且確認自己的日課沒有遺漏。

往返龜仙人的診所大約治療三個月後的某一天，我完成早上的陌生拜訪，回到公司後，竟發現自己忘了讓客戶蓋章。我慌忙再跑一趟，事情才總算平息下來。

「今天從早上就狀況不斷，午休也不得安寧。結果一到下午，我的情緒就很低落。」

龜仙人這才重新提到「自我使用說明書」這件事。其實過去三個月當中，他曾好幾次提及，但也就只是點到為止。

「日向醬，我看時機差不多了，妳這三個月來一點一滴寫下的『自我使用說明書』，也該進入完工階段了。」

我好奇問道：「你是說我自己的使用說明書嗎？」

「是的，這不是為任何人而寫，是獨屬於你自己的自我使用說明書。」

（我用來使用自己的說明書……）

「養成時時用客觀角度自我觀察的習慣，例如，什麼時候、遇到什麼狀況會讓妳感到沮喪？妳就會知道自己的罩門在哪裡，什麼時候狀況可能變差。」

龜仙人又說：「然後找出自己狀況變差的時候，用哪些因應辦法可以幫助自己，以後只要感覺到狀況不太對，就能夠預先採取有效的防範措施，做到自我控制情緒症狀。」

經過龜仙人的說明，我才意識到原來自己這幾個月來一直在進行自我監視與自我控制。龜仙人說得很對，我確實是在一點一滴的完成自己的使用說明書。

（而這三個月，是我編寫自我使用說明書的著作期）

## 與情緒好好相處是一輩子的功課

我發現自己每到壞天氣的時候就情緒低落，所以只要天氣變差，我會在通勤之前先聽聽音樂，工作上即使有狀況，也不去多想。龜仙人還教我按摩耳朵，先拽住耳垂轉圈，然後折捏整張耳朵，再向後拉著轉一轉。

我注意到自己在周間的前半段比較容易感到消沉，為了不讓藍色星期一太憂鬱，我會盡量「躲開」上司，因為他是我的壓力源，在走廊上不巧遇見，我也當做沒這回事，好讓自己遠離壓力源。

上司每個星期五的例行訓話，容易讓我累積壓力，所以我會預先和朋友約好，下了班去躺岩盤浴，讓自己「鬆一下」。

龜仙人說，每個人的情緒引爆點不同，特定的季節、過年過節、氣溫或濕度、氣壓變化或特定的天氣，都可能觸發情緒風暴。和情緒好好相處是一輩子的功課，當自己感知到不對勁，好像「快發作了」，或是「該來的果真要來了」，自己要能夠覺察，並且知道如何妥善應對。

他還說，懂得預測自己的情緒起伏，就可以事先調整中藥配方。

「為了完成日向醬自己專屬的使用說明書，該是去探索最後一塊拼圖的時候了。」

說完，龜仙人站起身，走近診療室最後面的一堵牆，緩緩打開上面的一扇門。

「這後面其實還有一間教室。」

看到門後的光景，我大吃一驚。

眼前竟然是一間比診療室大上至少十倍的明亮教室。偌大的空間用隔板一分為二，分別放置了幾面大尺寸白板，還有約莫五十張椅子，面向著白板整齊排列。

龜仙人望著空無一人的椅子說道：「世間一切的好壞都取決於我們如何看待、如何思考、如何行動。」

「的確，事情的好壞取決於每個人解讀的角度。」

我順口附和龜仙人的話，他緊盯著我看，足足沉默了數秒鐘之久，目光始終沒離開過我，最後總算開口說道：「可是，像日向醬這樣生病的人，往往沒有覺察到自己看待事情的角度扭曲了。」

（我沒有覺察到……）

「日向醬是否落入自我傷害的慣性思維模式呢?接下來，我要請妳用一些時間來檢視和修正自己看待事情的角度。」

說著，龜仙人一邊向大教室的後面走去，一邊招呼道：「可以借用一點時間嗎?」接著，兩名男子出現了。其中一人身材短小精幹，另一人身材高大，耳朵也大，特徵十分顯著。龜仙人見我有幾分猶豫，對我解釋說：「這裡是用來進行認知行為治療的團體治療教室。參與的學員大家集思廣益，共同討論如何看待事物、如何思考並付諸行動，好讓自己不再感受到過度壓力，順利回歸職場。」

「要和大家一起嗎?」我不由得心生警戒。

龜仙人說：「想要改變自己的思維慣性和行為模式，多參考不同的觀點會有幫助，對吧?這兩位職能治療師（※15）就是我們團體治療的指導核心。」

※15　職能治療師在日本稱為「作業療法士」（簡稱OT），復健師稱為「理學療法士」（簡稱PT），兩者都是擁有國家執照的復健專家。物理治療師負責指導站立、步行、坐和躺臥等基本動作；職能治療師負責飲食、運動、沐浴、家務勞動、興趣嗜好等應用動作。回歸職場屬於應用動作的範圍，所以在負責照顧中樞神經系統的身心科領域裡，會使用到職能治療師的專業。

龜仙人又說：「我們診所的復健部門由這兩位職能治療師挑大梁。復健部門在非藥物治療當中扮演舉足輕重的角色，醫生不能只是給予病人藥物，還要透過各種面向指導病人，包括從醫學及生理學的角度了解疾病的形成機轉，明白藥物的作用和副作用，學習營養學和認知行為治療，熟悉身體的活動方式等等，以便減輕用藥，真正做到『讓病人用自己的意志改善行為習慣』。」

龜仙人的話讓我想起自己這幾個月來，徹底改變的飲食和運動習慣。

「一旦思維模式、生活習慣帶動行為改變，內在必定也會隨之發生變化。而這些是藥物絕對無法辦到的。關鍵在於患者本人想要根本治療的決心，甘願為了徹底治療，不惜付出積極的努力，而不只是求得一時好過而已。」

---

龜仙人說，團體治療屬於日間照護的醫療行為。只要符合法規要求，包括患者擁有足夠的活動空間（每人四平方公尺以上）、滿足專業人員的人數與配置等條件，即可報請復健點數，獲得診療報酬。多虧有這部分的收益，龜仙人才得以不必整天看足三十～四十人的門診，還能夠維持診所營運，支持「不用藥的診所」不倒。我一直不能明白，龜仙人不開藥的診所如何賺錢，現在謎底終於揭曉，我也才理解為何這間教室必須如此寬敞。

---

「那麼，從下星期開始，妳就來參加團體治療，逐漸打開思維角度吧！」

我對眼前兩位治療師深深一鞠躬，其中包含了請他們多多關照的請託之意。

「接下來，我們再回診療室談談吧！」

我轉身看著龜仙人走回診療室的背影，禁不住想——

（唔~短小精幹的那位，就叫他「克林」，另一位個頭大、耳朵長的，就是「比克」囉……）[10]

龜仙人推開診療室的門向我招手。

（呵呵呵……龜仙人加上克林和比克，事情越來越有意思了！）

然後我在筆記本寫下一行重點。

◇完成「自我使用說明書」

10：克林和比克都是漫畫《七龍珠》裡的角色。

## 揪出「自我傷害的慣性思維模式」

回到診間，龜仙人拿出無尾熊餅乾，大口嚼了起來。

「無尾熊餅乾有個官網，我看上面說，圖案裡的無尾熊男孩名叫 March。」

「這樣啊！」我心想，這是哪門子的冷知識。

龜仙人接著說：「現在，問題來了。」

「又要猜謎了嗎？」

「請問，別著一枚蝴蝶結的無尾熊女孩名叫什麼？」

「我不知道啦。」

「妳想想嘛！男孩名叫 March，所以女孩名叫……」

「Mark ?!」

「妳認真？」

「想不出來啦……」

「正確答案是……Waltz ！」（↓這是真的）

我一時不知該做何反應，龜仙人忙不迭地解釋說：「March 是進行曲，所以女朋友就叫做圓舞曲 Waltz 囉。」

「這樣講也算合理啦……」

「欸，我這是壞習慣吧，動不動就要人猜謎。」

我點點頭。龜仙人趁機切入：「所以囉，任何人都有自己的習慣，如果這些習慣正好又會傷害到自己的心靈，那可就事情大條了。」

「這是真的。」

「日向醬也要留意，找出那些會傷害自己心靈的慣性思維。」

「這樣的習慣，我有嗎……」我手掌貼著額頭，做出傷透腦筋的模樣。

龜仙人說道：「這幾個月和日向醬聊了許多以後，我發現妳是個完美主義者。」

「我是完美主義者嗎？我怎麼完全不覺得。」

「是嗎？公司每個星期的業績，妳如果沒有達標，就會耿耿於懷，不是嗎？」

「那當然，既然是公司要求的目標，我想達標也是應該的。」

「哪怕業績只差一點點，都會讓妳自責難過。」

「人生，不如意事十常八九嘛！」

「那我問妳，妳的同事裡面，有誰每個星期的業績都達標嗎？」

龜仙人問得我啞口無言。對呀，業績總是名列前茅的公司前輩，也會有未達標的時候。

「妳看吧，給自己要求完美的壓力，這不是在自我傷害嗎？」

有一種焦躁不安感隱隱從我的心底冒出頭。

## 打破慣性思維：總是想太多、愛鑽牛角尖

「還有，妳會鑽牛角尖，把自己的小錯擴大解讀成大錯。」

「我會這樣嗎……」我怎麼也無法接受龜仙人的講法。

「就以今天來說，因為忘記讓客戶蓋章，所以妳利用午休時間多跑一趟，對吧！」

「是啊，所以今天一整天心情都好差。」

「妳不覺得這其實只是雞毛蒜皮的小事嗎？」

「這可是天大的事！」

「不就是忘了蓋印章嗎？」

「是啊。」

「所以妳一整天都壞心情？這種失誤任何人都可能發生呀。」

「不能這樣說，失誤就是不行。」

「後來不是補救過來了嗎？」

「幸好有驚無險。」

「這樣不好嗎？」

欸……我感覺原本隱約的焦躁不安，越來越強烈的漫上來。

「話說回來，妳為什麼討厭陌生拜訪？」

「就像我之前講過的，我討厭吃閉門羹，擔心一再被人拒絕怎麼辦。」

「妳會一再被人拒絕的根據在哪裡呢？」

「根據……哪需要什麼根據！」

「妳怎麼不會想說，這次遇到的會是個大好人？」

「這種事情誰都說不準……」

「是啊，所以妳無憑無據，擅自下負面的結論，還用漫天的想像折磨自己。」

「也對啦，或許真的是這樣……」

可我就是會往壞處想，我也沒辦法呀！話到嘴邊，我硬是吞回去。

## 打破慣性思維：總把事情往壞處想

「除此之外，妳還有不少其他不良的慣性思維呢！」

龜仙人猛攻我的「慣性思維」毫不手軟。

「例如，頻頻把好事解讀成壞事。」

「我才沒有！」記憶中，我沒有做過這樣的事，所以用強硬的語氣為自己辯解。

「是嗎……」龜仙人不死心，又繼續挑戰我：「妳業績達標的時候，上司有誇讚妳嗎？」

「有是有啦，不過這也只是偶爾運氣好，不是憑我自己的實力，還讓主管費心思說我好話，反而叫我良心不安。」

「看吧，妳就是這樣，明明是值得開心的好事情，卻用自己的有色眼鏡把好事變壞事。不應該讓主管為自己費心思的想法，就落入了『應該的思維』。」

「你說我把好事變壞事，可事實就是壞事呀！」

「妳的業績達標耶，怎麼看都是好事呀！妳非常努力，果然達成目標，然後得到上司的誇讚，妳難道就不能開開心心的接受恭賀，坦率地說聲『感謝您的鼓勵』。這樣做哪裡不好呢？」

「人家就是無法這樣想呀，除非我的業績可以永遠達標！」

「就跟妳說，沒有人可以做到每次都達標，所以妳這是完美主義。」

呃～也許吧，可是我仍然無法感到釋懷。龜仙人的話我不是不懂，但我就是無法往他說的那樣去想。

「一個人是無法說改變就改變的，但至少可以聽聽他人的意見，觀摩別人怎麼想、怎麼做、結果如何演變，然後不斷審視自己該如何調整。」(※16)

我還是意難平，只能姑且應聲說「我知道了」。

※16 龜仙人說，從神經細胞的層面而言，修正思維慣性是有可能的。舉例來講，負向思考與正向思考在大腦中走的是不同的神經路徑，神經細胞的興奮（電流活動）牽動著思考的正向或負向。電流活動愈頻繁的路徑，愈容易受激發而興奮。如同鍛鍊肌肉那樣，透過頻繁的刺激訓練，可強化大腦神經細胞的電流活動路徑，無論是正向思考的路徑，還是負向思考的路徑，都可因此變得活躍，端看你訓練的是哪一條路徑。

龜仙人強調，負向思考和正向思考沒有誰好誰壞的分別，把自己調整到良好狀態，能夠均衡地運用兩條路徑，才是我們所追求的健康。

「像日向醫這樣，大腦運作出亂子，會變得難以體會他人的感受。」

龜仙人的話，讓我心中一緊。

「幸好，這不過是一時的大腦功能失調，造成情緒和思維不斷往特定的方向偏斜。只要學會逐漸擴大視野，勇於嘗試不同觀點，妳可以擺脫僵固，讓自己懂得靈活應變。」

龜仙人見我沉默不語，又說道：「就以剛才討論的上司話題為例，妳如果對上司說，讓你費心思來稱讚我，真讓我過意不去，妳覺得上司聽到會開心嗎？」

「……」

「再舉個例子。妳說媽媽因為擔心妳，大老遠跑來陪妳。妳如果告訴她說，讓妳在百忙中硬抽出時間來看我，讓我很自責，妳想，媽媽聽了會開心嗎？」

「他們聽了也許都不會開心，但我無論如何就是覺得歉疚，即使是現在也仍然這樣覺得。」

「所以囉，這就是一個勁兒的往負向鑽。我相信，妳如果告訴媽媽，『妳來陪我，讓我好高興，心情都變好了』，媽媽一定會感到很欣慰。」

「媽媽或許會感到欣慰，不過這豈不是要我說謊嗎？」

「話不是這樣講。現在，請妳想著心愛的人。」

媽媽的身影浮現眼前。

「這個人狀況不好，妳因為擔心他，特地去探望他，結果他向妳鞠躬道歉，說都是自己不好，不該讓妳擔心。請問，妳做何感受呢？」

……我啞口無言，龜仙人又說：「像這樣，妳可以多方參考不同意見，揣摩該如何看待與思考事情，可以讓自己活得更輕鬆自在，這就是妳接下來加入團體治療的目的。」

## 生病是讓人開始關懷自己的起點

結束這一天的門診諮商以後，我走出龜仙人的診所，對自己的一無是處失望至極，頭都抬不起來了。連通診所所在的大樓和車站大廳的人行天橋，似乎走不到盡頭。

我知道自己的心理生病了，然而，或許直到今天，我才總算是理解了自己心理生病的真正意義。今天的門診讓我實實在在的面對真相。

（整整三個月，我到底都在做什麼……）

一想到這裡，我只能垂頭喪氣。

「這會是一場漫長的戰鬥」，龜仙人的這句話又縈繞在耳邊。

（不依賴藥物的治療真的是一場艱苦硬仗……）

然而，也因為有龜仙人的話，讓我幡然覺悟，真正的治療始自我覺察。這一天對我來說是最糟糕的一天，但是正確的說，此時的我才真正站上了治療的起始點，所以這是值得紀念的一天。我是後來才得知，這時的我如果回頭看，會發現就在診所的窗邊，龜仙人、克林和比克三人，用體恤的眼神目送著我離去的背影。

這一天的筆記，有以下五大重點。

◇從完美主義中解脫出來。

◇去覺察自己把小錯擴大解讀為大錯的慣性思維。

◇不憑空妄斷，把事情一味往壞處想。

◇脫離負面思維。

◇修正偏差的思維慣性。

# 讓我們擴展思維角度，凡事差不多就好

下個星期到來，我如期加入團體治療課。我配合課程時間來到診所，先和龜仙人做了一番諮商會談，這也是正式展開團體治療課之前的例行程序。

團體治療的第一天，龜仙人在診間對我說：「凡事差不多就好。」

「差不多就好？」

「混沌不明本就是世間的常態，妳會發現，非要給個明白、事情非這樣那樣不可，這些堅持的本身多半沒有意義。」

「我就是不擅長睜隻眼閉隻眼……」

「如今這個時代，社會常識一直在改變，害人的毒與救人的藥也是界限不明，不只是國與國的分界曖昧，國家不同，法律和禮儀道德的標準也不同。」

「話題怎麼變嚴肅了……」

「再說到工作績效，達標固然可喜，但只求做到差不多的程度也無妨。」

「工作績效也只求差不多就好嗎？」

「難道不是嗎？公司如果定了一個多數員工都可以達標的績效，那才有問題呢！」

## 不用把目標定在一百分

「這樣想，果然輕鬆多了。」

「一定要從原本的渾沌中，區分出善惡、是非、黑白，就是在給自己製造壓力。壓力一來，人就容易受到『應該思維』的箝制，所以我們首先只求差不多就好。」

「我明白了。我會振作精神，讓自己努力做到『差不多就好』。」

「這可不行。妳需要的不是『完美的差不多就好』，而是『差不多的差不多就好』。」

「差不多的差不多就好？真是越說越糊塗了……」

「妳聽說過『做一半（Half Task）運動』嗎？這運動就是推崇事情只做到目標的一半就好。簡單說，不用把目標定在滿分一百分。我們就從這裡開始吧！」

龜仙人的話多少給了我一點勇氣，我點點頭。

龜仙人又說道：「妳還記得上一次診療，我們談到憑空妄斷，把事情一味往壞處想的思維慣性嗎？」

「我記得，這也許是我的一個壞習慣……」

「現在，問題來了！」

「都這個時候了還要猜謎?!」

「妳在打籃球，連續投籃好幾次都不中，好不容易逮到一個千載難逢的射籃機會，當妳十指抱持著籃球，就要投射的瞬間，心裡會怎麼想呢？」
「唔～如果又槓龜怎麼辦？」
「答錯！」
「果然還是槓龜了。」
「像這樣自然而然浮現的念頭，就是『自動思考』。從一個人的自動思考，可以看出他的『慣性思維』，這是非常重要的一步。」
「原來如此……所以我這樣想，算是負面思考嗎？」
「是的。覺察到自己負面的慣性思維，找出如何思考能讓自己輕鬆自在，這便是我們訓練的目的。」
「那現在的投籃機會，要怎麼想才好呢？」

## 凡事走中庸路線，差不多就好

「這是一位著名籃球選手說的，他說，心裡想著『如果又槓龜怎麼辦？』那就會真的每投必敗、射籃不進，這是身經百戰的他，在球場累積出來的經驗法則。」
「我知道了。所以我要說『下次我絕對射籃成功』！」
「這樣又用力過猛了。凡事要走中庸路線，差不多就好。正確解答是告訴自己，『我不會每次都投不中』。」

「我怎麼沒想過。」

「光是這樣想，肩上的負擔都輕鬆了。」

「下次我一定要試試。」

「還有，萬一沒投進，妳可以豁出去，大言不慚地告訴自己『這不是我的錯』，那就更高段了。哇哈哈哈……言歸正傳，從今天起，團體治療要加油啊！」

說罷，龜仙人輕推了我一把。

我打開診間後方的門，明亮的光芒從寬敞大教室的大窗外照了進來，將我籠罩在光暈中。我緩緩向前走近。

我在筆記裡，寫下五大重點。

◇凡事差不多就好（Half Task）。
◇擺脫「應該思維」。
◇容許渾沌不明。
◇不要總是自我責怪。
◇不會每次都投不中。

團體治療已經開始了。

現場大約有十位男性和兩位女性，全都面向白板而坐。手拿馬克筆、在白板上寫字的男性，顯然就是引導師（facilitator）。一旁照看全場的比克和克林，發現我的到來，對我招招手，示意我坐後方的椅子。

現場的討論氣氛十分熱烈。

大尺寸的白板上，從右到左依序寫著「狀況」、「情緒」、「自動思考」、「根據」、「反證」、「彈性思考」、「情緒」幾個大項。

比克湊過來，低聲指導我了解每個大項的內容。

・**狀況**：發生哪些狀況會牽動自己的情緒變化，請盡可能具體而詳細的寫下來。

・**情緒**：情緒是如何低落（或亢奮），請用自責、後悔、不安、歡喜等數個可以自我表達的關鍵字和數字評分來表現。

・**自動思考**：請完整的具體陳述情緒變化當時，自然浮現的想法或想像。

・**根據**：請寫下你之所以這樣想的根據（可以佐證自動思考的事實）。

・**反證**：請寫下上述想法未必正確的理由（與自動思考相矛盾的事實）。

・**彈性思考**：嘗試從各種角度思考怎樣去想會更好。

・**情緒**：想法改變以後，情緒獲得哪些改善，請用關鍵字和數字評分來表現。

這節課討論的主題情境，是「在公車上未能讓座給老人家，心中感到內疚。」很快的，眼前的白板上，每則大項底下都寫得密密麻麻，眼看就要淹沒在字海裡了。

・**狀況**：早晨擁擠的公車裡，自己坐在座位上，一位老人家沒位子坐，只能站著。

・**情緒**：自責80％　後悔90％。

・**自動思考**：我絕對應該讓座的（應該思考），不讓座給老人家令我耿耿於懷。我是真心想要讓座。

・**根據**：人人應該遵守社會道德規範。

・**反證**：讓座給老人家，對方未必高興。要判斷對方是否需要讓座是有困難的，如果對方的狀況有需要，我絕對會把座位讓給他。

・**彈性思考**：讓座有時可能令對方覺得難為情，甚至不高興，再說了，也許對方搭公車向來只站不坐，所以未讓座並非十惡不赦。自己有心要讓座，只是看對方狀況頗佳，所以沒有起身讓座，實在不必要為此糾結。

・**情緒**：自責60％　後悔30％。

在場的學員都踴躍發表看法，陳述自己如何看待這件事，並提出還有哪些可能的觀點。學員當中有的已經回歸職場，只是為了鞏固療效、預防再發病，所以回來參加團體治療；有的則是還在療程中途，也有像我這樣才接受治療不久的菜鳥。各種治療階段的病人「混齡」上課，有的學員是我在日常工作中絕對不可能接觸的商界大老，也有年輕人在場。

學員們或許是習慣了這樣的討論，全都積極發表，暢所欲言。比克和克林只在偶爾適時提出建議，氣氛相當熱絡。

團體治療既是治療場域，也是學習場域，同時又是可以自我解放的重要場域之一。

每次參與團體治療，我都會想起龜仙人說過的話。

「認知改變了，行為也會改變。現在有半杯水，如果你看到的是『只有半杯』，心裡就不免焦慮；但如果你看到的是『還有半杯』，自然會感到從容。而情緒感受的不同，會塑造不同的行為模式。反覆的行為自然成為習慣，習慣改變，性格也會跟著改變。性格就有如被習慣所制約的標籤。而這一切的改變，最初都來自於認知。」

某一天的白板上，寫了這樣的文字。

・**狀況**：留職停薪已屆兩個月，現在以回歸職場為目標，每個星期六天，參加復職訓練課程。

・**情緒**：自責80%　焦慮90%。

・**自動思考**：無法工作的自己一無是處（不事生產的人沒有價值）。再不去工作，生活就無以為繼，所以得趕緊重返職場。

・**根據**：無法工作，收入大減。

・**反證**：專心治療，學習自我控制（有助於日後工作順利）。收入雖然減少，但至少有社會補貼可以支援，眼前的生活還過得去。

・**彈性思考**：自己並非無所事事，而是為了回歸職場做準備，全心投入治療。現在的課程也有助於職場工作，又是重新認識自己的良機。既然眼前的生活暫時無虞，何不靜下心來，專注於治療成果。

・**情緒**：自責50%　焦慮40%。

展開團體治療以後，我感受自己逐漸有了某種心領神會的體悟。我將重點記錄如下。

◇依循「狀況」↓「情緒」↓「自動思考」↓「根據」↓「反證」↓「彈性思考」↓「情緒」的順序，從各種角度和觀點，思考如何做會更容易適應現實。

◇改變認知就會改變行為。
行為改變了，習慣就會改變。
習慣改變了，性格就會改變。

◇只剩一半　認知（只剩）　感受（焦慮）
還有一半　認知（還有）　感受（從容）

# 做就對了！

我持續參加每星期兩次的團體治療，正念冥想、自主訓練、呼吸吐納的解壓日課也不敢或忘，過著每天用心照顧自己飲食、運動和睡眠的日子。

「認知的混亂猶如心理的『bug』（病毒），嚴重時會癱瘓整個系統，因此必須及早修正或重灌軟體。」

正如同龜仙人所言，他在診療當中一一傳授我的各項要領，在團體治療課程裡得以活用，一點一滴地融入我的認知→判斷。操作錯誤時，我也能夠意識到自己哪裡做得不對。

只是，意識到自己做錯，我還是無法當作沒這回事就算了。相反的，我會覺得自己又沒做好，因而陷入沮喪，但是我的「手感」告訴我，自己「內在的bug」已經逐漸修正，「電腦系統」也跑得越來越順。

有一次，龜仙人教我：「懂得客觀審視自己非常重要喔！」

「這個我也知道，可就是很難做到呀！」

「我教妳一個容易做到的方法，就是去想像『如果是一年前的自己會怎麼想？』、『如果是五年後的自己會怎麼想？』這麼做有效喔！」

原來還有這招……我一面筆記一面想。

「還有，去想像『如果是自己關心的親朋好友對你說同樣的話，你會給他什麼建議？』、『如果是某某人會怎麼想？』也是一個好方法。」

「就是抽離自己現在的立場去思考，對吧！」

「妳說對了！日向醬學得真快，就像鱷魚吞食獵物一樣迅猛。」

（有人這樣稱讚別人的嗎……）

## 灌輸自己許可型的肯定句

還有一次，龜仙人熱切陳述自我肯定感有多重要。

「一個人心理受傷時，會變得容易自我貶低，認為自己不是個東西、做什麼都不行、不配活在世上。」

「我懂……」

龜仙人對點頭的我說道：「想要克服低潮中的自己，必須建立自我肯定感，認定自己存在的價值，相信自己的潛力。」

「可是光想沒用啊，建立自我肯定感沒這麼容易吧！」我若有所思。

「其實很簡單，只要別和他人比較。」
「一句話就解決了嗎……」
「重點在於，不可胡亂自我吹捧，從『我很差勁』變『我好棒棒』，而是從『我很差勁』變『我沒那麼糟』，客觀地將自己從谷底提拉到中間立場，還要記得對自己說出口喔。」
「還要說出口？」
「對，必須用言語表達。光只是說出口，能量就不會消失。」
真的嗎……我驚嘆。龜仙人又說：「因為有了許可型的肯定句，效果就如同正念冥想，情緒低落的時候，一定要試試。」
我握著筆的手力道更大了。
「妳說出口的肯定句就是自我肯定的宣示。」
「自我肯定的宣示……」
「宣示本身擁有魔法的力量。妳聽說過運動員在小學的畢業作文裡，寫下自己的宣示，最後果然夢想成真的傳奇嗎？」
「聽是聽過，不過我以為這是運動選手才有的特殊例子……」

「的確，宣示未必一定成真，但因為有宣示，所以會成功。」
「有這種事……」
「宣示能夠將身與心導向宣示的目標，所以對修正心理的 bug 肯定有效。」
「但我不知要宣示什麼，也不知如何宣示才好？」
龜仙人看著困惑的我說道：「以日向醬目前的狀況來說，或許妳覺得業務工作好難、好可怕、充滿挫折、自己無法勝任、看盡冷眼、好痛苦……這些否定性的宣示不斷受到加強，拉扯妳的身心往陌生拜訪的反方向逃避。所以妳現在要做的，是用肯定性宣示逐漸替換掉否定性宣示，透過大膽說出口，灌輸自己許可型的肯定句。」
「可以給我範本嗎？」
「一點都不難。比方告訴自己，我可以樂在業務工作……」
「就像自我暗示那樣。」
「是的。告訴自己，我可以在業務工作上發光發熱……我可以把陌生拜訪做得有聲有色……但是，切記，不只是說出口而已，還要飽含著感情地說出來。」
我從善如流，立刻溫柔地對自己出聲說：「我可以把陌生拜訪做得有聲有色……我可以把陌生拜訪做得有聲有色……我——可以——把陌生拜訪——做得有聲有色……」
（我發現一字一句慢慢講出口，絕對更有效）

我心裡才在想，龜仙人又對我補充說：「肯定宣示要慢慢講比較有效喔！」

這樣的同步巧合讓我忍不住笑了出來。

我在筆記上抄錄了以下重點。

- ◇想想看，如果是一年前的自己、如果是五年後的自己、如果是某某人會怎麼說？
- ◇想想看，如果是自己關心的人這樣說，你會如何建議他？
- ◇提升自我肯定感
- ◇不和他人比較
- ◇善用許可型肯定句：「我可以～」、「我～沒問題」

「還有，『積極休息』也很重要，目的是透過活動肢體來紓緩壓力。散步、游泳、做伸展操都很好，讓人按摩、做美容護膚也有效喔。」

龜仙人這樣說，讓我想起了當時在電車上癱軟的自己。

「可是狀況不好時，做什麼都提不起勁，身體也不想動。」

「不必太勉強自己，但至少還是可以做一點簡單的家事或散散步，對吧？」

「也就是說，狀況再不好，還是要盡可能動一動，而不是直接躺平。」

龜仙人把一盒開封的無尾熊餅乾湊過來說道：「來一個吧！」

我伸出手，一陣窸窣聲後取出一顆餅乾，這是雙手正在擰抹布的無尾熊。我心裡暗想——

（原來如此……狀況不好的時候，就來打掃住家環境……）

我把這隻無尾熊放進嘴裡，記下重點。

◇從事『積極休息』。

◇去散步、游泳、做伸展操。

◇來個按摩、做美容護膚也不錯。

◇在自己狀況允許的範圍內，盡可能活動肢體。

◇記得做家事！

# 心中永遠有一輪太陽

這是一個萬里無雲、氣氛悠閒的星期天早晨，遠遠就聽見媽媽在陽台上啪啪啪地拍打濕衣物，要把晾曬衣服的皺褶理平順。

在龜仙人的診所看診一年了，我正在廚房準備「日向特餐」，菜單是主菜烤魚，搭配韓國泡菜拌納豆，外加味噌湯和沙拉。

自從我往返龜仙人的診所以後，老媽平均每個月都會來看我一到兩次。

她總是趁周末來報到，在門口喊：「我來打掃囉～」

昨天傍晚也一樣，她不按門鈴，直接就開門進來。

「媽咪妳來啦！謝謝妳這麼關心我。」這話很自然地從我嘴裡滑了出來。

「我一開始很擔心，不知道妳要不要緊。」老媽說：「我以為妳只是太累，想過來看看妳，哪知妳的表情好可怕，總是悶不吭聲的坐著～快把我嚇死了～」

「現在不會了啦，我已經學會如何控制自己的情緒。」

現在回想起來，以前的我，就像是一個人瑟瑟發抖地走在廣袤的冰凍荒原上，而現在的自己，正和母親坐在暖桌前，暖洋洋的烘著熱。我終於深刻了解到，心靈受傷害的人無法領受親朋好友給自己的關愛與溫暖。

今天計畫要和媽媽外出，來個只逛不買的街頭散步，悠悠哉哉過一天。

## 總有雨過天晴的時候，沒有永遠下不停的雨

晾好衣服的媽媽，啪噠啪噠的走進客廳，指著桌上的無尾熊餅乾盒問我：「咦，我怎麼不知道妳喜歡吃這種零食？」

「最近才迷上的，一天只吃一顆。」

老媽順手把裡面剩下的幾顆倒出來，一把就要塞進嘴裡。

「等一下！不要全部一口吃掉。就要開飯了，而且，妳有先看清楚上面的圖案嗎？」

「圖案？不是都一樣嗎？」

說完，她才發現桌上有個小碟子，裡面單獨放著一顆無尾熊餅乾。她正要伸手去拿，我連忙阻止她。

「這顆不能吃，我喜歡它的圖案！」

老媽似乎有點不服氣，我也懶得解釋，直接將我心愛的這顆無尾熊餅乾收進抽屜裡。

「妳小時候不喜歡自己的名字，說男同學取笑妳個性陰沉，卻取了一個陽光的名字，很搞笑……」我們坐在餐桌前正準備吃早餐，媽媽忽然提起這件陳年往事。

「妳老媽我呀，最喜歡一首名叫《心中有太陽》的詩，這首詩的開頭是『心中有太陽，哪怕颳暴風、下大雪』。」

「……」

「生命中偶爾會有消沉的黑暗期，這沒什麼不好，因為總有雨過天晴的時候。人家不是都說，沒有永遠下不停的雨嗎？就算一時看不到太陽，它也一定近在身邊，始終照亮你的心。所以當我開始和姓『晴野』的妳老爸交往時，我就已經決定了。」

「決定什麼？」

「如果婚後生的是女兒，我就叫她『日向』。」

「蛤，有這種事。那老爸怎麼說？」

「他說，總比叫做『日背』要強……」

說完，我們母女倆相視而笑。

這一瞬間，我感覺自己一直緊閉的心扉終於打開，被禁錮在心中的話語，自然而然地從我口中說出來：「謝謝媽咪給我取了這麼好的名字……」

媽媽眼角濕潤，對我說道：「孩子，妳不一樣了……」

窗外是從未有過的萬里晴空。

## 調整工作步調，安排作息規律

這個星期五，我在下班後造訪龜仙人的診所。

「嗨，日向醬，如何呀？」

我回答龜仙人：「這陣子感覺很不錯，雖然我這星期的業績又沒達標了，實在很無奈。不過，我至少可以穩住自己的心情。」

「日向醬幸好治療得早，還沒病到必須請長期病假的地步，所以重回職場並非妳的目標，不像我們診所多數病患的目標，就是重新返回工作崗位。」

對呀，龜仙人說的沒錯，但我從沒想過自己的治療目標是什麼。

「其實，即使是已經病到必須中斷工作的患者，他們的治療目標也並非只是重新回歸職場。否則回去以後，三兩天又舊病復發再度停工，豈不是一點意義也沒有。」

說到這裡，龜仙人對我比出三根手指頭。

「想要達成痊癒的目標，一定要滿足三大條件。」

龜仙人好久沒對我開課了，我洗耳恭聽。

「首先是理解人體，特別是腦神經系統的運作機制。」

「你從治療一開始就說過，必須了解自己的身體究竟發生了什麼事。」

龜仙人對我的回應點點頭。

「其次，是懂得控制自己的意志、情緒和思考。」

過去一年來，我已經在這上面努力學習不少。期間的種種，像走馬燈似地在我腦海裡打轉。我經常進行自我監視，找出該如何看待與思考事情，可以幫助自己不至於陷入焦慮沮喪，據此一步步完成自己專屬的「自我使用說明書」，所以我對第二點的重要性，自有切身的認知。

「最後，是擬定『防止再發病策略』。」

「防止再發病策略？」

「為了不讓自己再次身陷險境，病患必須學會調整工作步調、安排作息規律、調配飲食內容，盡可能不累積壓力，如果能夠有恆地用心維護每天的健康，治療就算是過關了。」

## 拿回情緒主控權，重新找回心理健康

龜仙人看我點頭如搗蒜，問我說：「日向醬，妳了解腦神經系統的運作機制嗎？」

「這個嘛，你教了我很多。」

「妳懂得控制自己的意志、情緒和思考嗎？」

「過去一年來，為了做到這一點，我不斷在學習。」

「會不會又像一年前的那天，在電車裡倒下呢？」

「我覺得自己沒問題，那種事一定不會再發生了！」

龜仙人沉默不語的盯著我看。

「怎麼了嗎？」

「日向醬……妳已經寬解了。」

「?!」

聽到「寬解」兩個字，我嚥下一口大氣。幾秒鐘後，豆大的淚珠滑過臉頰。不同於過去精神不穩定時，眼淚總是沒來由的自己掉出來，今天的淚水是發自內心深深感受溫暖的觸動而流下的。

「真……真的嗎？」事情發生得太突然，我一時無法整理思緒，好不容易擠出聲音。

「妳可以不必再預約下一次門診了喲，妳已經沒事了！」

壓在心頭的千斤重擔卸下了，感覺就像是和風輕拂過的清新舒暢，卻又帶著一種學生時期，在社團比完最後一場球賽後的虛脫感。

龜仙人說：「不過，保養維護還是必要的，所以隨時歡迎妳來找我。」

「歡迎病人隨時再來，這樣的診所真稀奇。」我又哭又笑地回答。

「截至目前為止，我們診所病人的再發病率是〇％，不過有的病人還是會回來做保養。畢竟重新回歸職場以後，難免累積壓力，如果覺得狀況不妙，他們會再回鍋，參加團體治療。」

「原來如此。」

「回鍋兩三次以後，只要掌握要領，把感覺再找回來，立刻又能夠拿回情緒的主控權，不至於發展到必須向公司告假休養的地步。」

我聽後恍然大悟：「這樣啊。那我還要再來，因為我不想忘記現在的感覺。」

「寬解的人出席團體治療，會是很好的範例，對參與治療的後輩來說大有幫助。」

## 醫師與患者應該處於對等關係

我回想起自己參加團體治療的點點滴滴，不禁猛點頭。帶著由衷的感恩之情，我對龜仙人深深一鞠躬：「感謝你的治療。」

龜仙人也回以深深一鞠躬：「彼此彼此，我也要謝謝妳。」

他緩緩抬起頭說：「如果沒有患者的協助，不依賴藥物的治療不可能成功，所以身為治療夥伴的醫生，與患者應該是處於對等關係。我們醫生既能夠從病患身上多所學習，自己又有錢賺，還不時對病患做出嚴厲的要求，真多虧妳願意努力配合，堅持走到今天，見到寬解的成果。所以我要對妳說的，不是『請多保重』，也不是『珍重再見』，而是要對妳說聲『謝謝妳』。」
我終於明白為什麼每次診療後，龜仙人總是向我道謝的原因了。
「這是給妳的紀念，把它吃掉吧！」
說著，龜仙人慎重其事的遞給我一顆無尾熊餅乾。我接過一看，這是手握畢業證書、雙眼飽含淚光的畢業無尾熊。我將它緊握在手上捨不得吃。
「我也有一個小小的紀念品要送給你……」
說著，我伸手在自己帶來的無尾熊餅乾盒裡一陣摸索。這顆餅乾的圖案，是一隻手拿告示板的無尾熊，告示板上寫著「謝謝你」。
「這個送給你。」
我把餅乾遞給龜仙人，他定睛確認圖案以後，說聲「多謝囉！」當場丟進嘴裡嚼了起來。我之後也向比克和克林鄭重道謝，這才告別了照顧我一整年的診所。

## 認知行為療法，改變慣性思維快又有效

從診所走向車站的路上，我一邊走，一邊細細思索。我在龜仙人的診所並未受到特別的治療，他既沒有給我使用特殊的醫療儀器，也沒有開給我一般的處方藥物，只給我專

屬的兩帖中藥複方。

首先，他要我學習自我監視，覺察自己在哪些狀況下會感受到壓力，並徹底思考如何做可以減輕壓力，完整實踐「壓力因應策略」（coping）。但是在解壓時，要避免採取解悶式的紓壓手段，或刺激情緒亢奮的紓壓方式，還要慎防依賴甜食解壓造成傷害。

其次，為了不深陷想像力和記憶力來攪和的壓力漩渦，可將全副專注力集中在「當下」。正念冥想、自主訓練法和實況轉播都有助於專注活在當下，藉此做到自我解放。用行為性呼吸去置換情緒性呼吸的**呼吸吐納法**，對穩定情緒向來有效。

龜仙人的診療結果和醫囑指導，都強調**早睡早起**的必要性。**夜間戴橘色鏡片太陽眼鏡**、**禁止熬夜**、**夜間禁用智慧型手機**，還有**曬早上的太陽**。

飲食指導方面，每天盡可能食用至少兩種以上的**發酵食品**，可以保養良好的腸道環境。攝取**食物纖維**。**α-次亞麻油酸**可轉換為**DHA**、**EPA**，應適當攝取青皮魚、核桃、奇亞籽。**每天的飲食目標是至少攝取二十種食物**，**每吃一口食物咀嚼三十下**。

運動能刺激身體分泌血清素，重要性不言可喻。把**健走**當做日課，運動要稍具強度，應做到微喘的程度，睡前做一做簡單的**伸展操**。要用**浴缸泡澡**，而不只是簡單沖澡。

治療的最後一塊拼圖，在於**認知行為療法**，透過不厭其煩地反覆實際操作，改善自己扭曲的認知。**許可型的肯定句**對我就非常有效。

扼要地說，借助中藥的力量，整頓起居作息的步調，注重飲食和運動、持續訓練自己打開思考的廣度，這些都協助我在不依賴藥物的前提下，重新找回心理健康。（人體本身具備自癒能力，即使不用藥物強橫壓制症狀，也可以憑藉自身的力量恢復健康。不依賴藥物，就是信任人的力量。）

想到這裡，我隱約感到似乎有目光投向我，猛一回頭，三個人影在診所的窗邊向我揮手。

回到家中，我取出一個小碟子，把一直握在手裡的畢業無尾熊放在上面，輕聲說道：

「謝謝你。」

有點長的後記

# 成為「病患復職後再發率○%」的診所

近年來，臨床現場興起了將「患者的故事」轉化為社會資源的醫療形式。這是一種「以患者的故事和對話為基礎的治療模式」，被稱為「敘事醫學」（Narrative medicine，簡稱NBM）。「敘事醫學」從患者的角度切入，掌握其個人生活習慣，共享患者面臨的種種問題、個人背景與價值觀，藉由患者的敘事協助其痊癒。日本的《鬪病記[11]》一書，可以找到「敘事醫學」的原型。此外，日本的漢方醫學自古以來就是以「口訣」傳承，重要的祕訣透過「口授」代代傳承，所以漢方藥本身形同是「敘事醫學」的結晶。

另一方面，精神醫學的發展素來以「實證醫學」（Evidence Based Medicine，簡稱EBM）為基礎。所謂「實證醫學」，是奠基於科學的醫學，綜合「科學根據」、「醫生的經驗和見解」、「患者的價值觀」三大要素為判斷基礎，進而決定治療方針。

然而，「實證」其實是個「狡猾的東西」。「實證」可用於有效追求講究效率和高精

11：鬪病記是日本專指「病患及其親友對抗疾病的記錄」，鬪病記的書寫內容，通常包含病人及其親友日常的生活點滴與感受。

度的醫療，但它充其量也就是一般性的泛論和統計數據罷了，無法概括所有患者的狀況。說是「科學數據」，聽起來似乎很權威，但數字本身是會隨著觀點的調整而變化的。即便沒有不良企圖，但實證的目的如果牽涉到擴大藥物販售通路，那就很有得瞧了。

## 敘事醫學為病患進行客製化

「敘事醫學」是「實證醫學」裡的三大要素之一，也是用來深入理解「患者價值觀」的利器。所以「實證醫學」和「敘事醫學」並非對立關係，而是互補的運用，對於以患者為主體的醫療而言，重要性猶如車子的一對輪胎，保持兩者的均衡至為關鍵。但如今的醫療現況卻是向「實證醫學」一面倒，已經到了氾濫成災的地步。

如果說「實證醫學」大量生產製造快時尚和成衣，那麼「敘事醫學」就是配合每一位顧客戶的不同需求，進行「客製化」。這樣比喻應該不為過吧！

然而，雖然說是尊重患者的觀點，但絕不是一味討好、哄騙患者，或完全聽信其一面之詞，因為採取這種醫療態度的人，無法奢求情緒障礙獲得寬解治療。

主張「接受一個人原本的樣子」、「尊重自由意志」這是對的，但只適用於健康的人。對於已經處在不健康狀態下的病患，不宜放任他繼續維持原來的生活和習性，否則只會製造更多「疾病好不了的人們」。

本書以患者為第一人稱的自述體（鬪病記）呈現，輔以醫學觀點的注釋，展開全篇故事。但是它不同於單純的個人鬪病記，更融合了「敘事醫學」與「實證醫學」的元素。

為了方便讀者體會這些難以理解又牽涉細緻的問題，其實就近在自己身邊，我們結合了夏川老師的說故事技巧，與我自身的臨床治療經驗，刻意讓故事穿梭在虛構與現實之間。結果就得出了一個「虛構的主人翁」晴野日向，到「存在於現實中的身心科診所 Bohbot- Medical Clinic 接受治療的經過。獨創的敘事手法加上夏川老師豐富的想像力，呈現出一個內容輕鬆卻富有深度內涵的故事，其中意義可說是前所未見。

二〇〇八年七月，第五屆憂鬱症學會在福岡召開，當年閉幕式演講的場景，如今仍歷歷在目。

那一場演講的主講者，是日本的精神療法第一人、不世出的治療者與指導者神田橋條治教授。一般人幾乎沒有機會近距離接觸這位大教授，當日列席前排的陣仗驚人，全都是憂鬱症治療及相關研究的首席學者，包括坂元薰教授、井原裕教授、內海健教授、田島治教授、宮岡等教授。我只能從後方仰望我所崇敬的醫療前輩們，那種震撼猶如同時間看到披頭四合唱團、滾石合唱團和貓王艾維斯（Elvis Aaron Presley）近在自己眼前。

神田橋教授在我心激動萬分之際步上講台，用他沉穩卻氣勢萬鈞的聲音說道：「這兩天，我們聆聽了許多憂鬱症治療的相關演講，卻沒有一場的內容觸及到如何迎接治療的終結……」他的話讓我深受震撼。

包含我本人在內，現在的精神科醫療不正是一直在製造「疾病好不了的人們」……從這一天開始，我就不斷思考「該如何迎接治療的終結」，這句話是我身為精神科醫師服膺的主題，也是我之所以力拚「病患復職後再發病率〇％」的初衷。

我的診所完全不使用抗焦慮劑和安眠藥，開業七年來，也僅只對兩位病患使用過抗憂鬱劑。雖然狀況必要時，會短期給予病人具有安定情緒功效的非典型抗精神病藥物和情緒安定劑，但最終都會過渡到完全只用中藥方劑。一面借用中藥的力量，一面貫徹生活衛教指導，調整大腦的健康狀況，配合行為認知治療，同時對患者的人際關係也有具體的介入措施。

「只用中藥，行嗎？調整生活習慣、突破思考盲點與更新認知，真的能夠解救水深火熱中的我嗎？」

雖然是患者自行決定採用「不依賴藥物的治療」，但是在治療的初期階段，必定會有所懷疑，許多參與團體治療的前輩病友，便成為去除他們心中疑慮的定心丸。前輩病友的康復近在眼前，鼓舞著猶疑的菜鳥篤定地堅持下去，勇於自我掌舵，以自己的信念為動力，航向「治療的終點」。

## 成為多家企業的簽約醫療機構

以下分享病患接受本院治療，重回職場後的典型遭遇。

這些患者經常被職場的主管和產業醫師批評說：「你以為治病這麼簡單嗎？不使用藥物，只是接受生活指導和學習呼吸吐納就可以治好?!」

他們認定了病人一定會再度舊疾復發。

這些人的看法也反映出社會上對於生活指導、壓力因應策略（coping）、認知行為療法等非藥物治療的評價，差不多就是如此。

精神科的產業醫師對於非藥物治療的成效尤其不信任，甚至在對病人進行復職面談時，忍不住暴氣，痛罵病人：「只用中藥能治好?!治病有這麼容易的話，就不會有一堆病人在受苦了。你給我乖乖吃藥！」

醫生這樣講話，也難怪病人無所適從。他們熬過長期而艱辛的治療過程，好不容易得到主治醫師的我認可，得以回歸職場；但是重回職場以後，非但沒有受到誇讚和肯定，反而遭到意想不到的攻擊和質疑……

有的病人復職後經過一兩年，精神科醫師好奇問他：「你服用的是什麼中藥方？」也有人事課長主動說：「我想把你去看的那家診所介紹給〇〇，讓他也去試試。」還有病人在自家的員工餐廳裡，被主管忽然找上，和他私下討論說：「實不相瞞，我女兒長期看精神科，但一直看不好……」

病人結束治療都經過一年以上，他們的職場才開始注意到其治療成效，那些重視員工健康的企業，開始將生病的員工送來看診，我的診所也逐漸成為多家企業的簽約醫療機構。另一方面，非精神科的醫師，例如內科等，不時會將他們合作企業的員工轉介給我。說來有趣，我們診所雖然和藥廠的業務代表沒有業務往來，但是經常有藥廠的業務代表私下來求診。

為了避免誤會，我必須在此特別聲明，精神科醫師當中，不乏與我有相同治療理念的同道。他們也會私下勸說長年無法安定就業的患者來找我聊聊，或是要我指導復職後的病人，如何在職場上運用呼吸吐納。只不過這樣的例子仍是極少數。

前幾天，日本憂鬱症學會向醫師會員徵文，呼籲大家分享自己治療在職之雙極性障礙患者的現身說法。我過去還未見過學術學會從事這類性質的徵文，期待這會是「敘事醫學」的有效應用。

本診所也在眾多患者的協助下，發表我們的治療體驗記，便於讀者閱後，對於我們如何治療與治療的結果一目了然。

本診所患者的共通點在於，絕大多數最終除了中藥以外，不使用其他任何藥物。或許會有專家質疑，中藥治療缺乏實證，然而，本診所的臨床應用並非只是零星的一或兩例，而是所有案例都接受同樣治療，且獲得一致結果。我們的許多患者在未依賴藥物的治療下，復原至寬解狀態，這是誰都不能否認的事實，正是應了西方一句俗諺「The proof is in the pudding.」（事實勝於雄辯）。

## 選擇大膽的站在主流醫學的對立面

本書處處可見批判精神科醫療的言論，事實上，我最初閱讀作家夏川老師給我的原稿時，著實擔心這樣的文字是否會讓讀者認為我們在否定當今的精神科醫療，給人自吹自擂、唯我獨尊的印象。

但是，我後來仍刻意保留夏川老師的創作原樣，寧可大膽站在主流的對立面。不難想像，本書內容很可能引起專家的反彈，否定我們的主張，甚至大發雷霆，反駁說這純粹是從大都市天龍國看天下的狂言。

我當然不是全盤否定精神科的醫療，對於此刻仍奉獻於日漸崩壞的醫療現場，兢兢業業固守在臨床和研究陣地的醫師們，我懷抱尊敬之意。因為過去的我也曾深刻體會，必須對病患來者不拒的醫療現場有多艱難。

然而，批判精神科醫療的聲音，已經悄悄且有力的從外部滲透進入精神科醫療領域，讓我感到倘若再不做出任何調整，整個社會將對精神科醫療感到心死，不願再抱以任何期待，這是我們精神科醫療界的危機。

再說到本診所的治療。我期待因為接觸本書而考慮上門求診的讀者，請帶著你們的覺悟前來，因為這絕對是一場硬仗。

我不會在車站向病人搭訕，請他們來找我治療。

本書的故事從引人入勝的趣味觀點，設計了輕鬆診療的醫病互動和對話，但事實上，我們是一家走「硬派路線」的診所。

為方便讀者理解，書中將多種治療方法分割成許多步驟，但實際的臨床是多方穿插進行、齊頭並進。

我不會在診療當中吃無尾熊餅乾，雖然偶爾會搞笑，但更多的是對患者做出逆耳的嚴詞要求。有必要時，我會使用可靠的藥物，也會請病人服用苦口的中藥。

不依賴藥物的治療背後，是各位難以想像的艱苦試煉，否則，我們憑什麼做到再發病、再休職率〇%的成果呢？

故事主人翁所學習的專業知識和邏輯應對方法，其實只是臨床治療的一小部分，實際的治療還有各式各樣的法寶可供應用，我診所務必傳授給患者本人，幫助他們成為自我治療的專家。

本院有我們的堅持，但堅持絕非傲慢。讀者若是在輕鬆讀完本書的同時，也能夠感受並認同我們的堅持，那真是最叫人開心的事。畢竟，民眾若因為本書而認識「不依賴藥物的治療」，也因此讓更多人願意親近這一治療理念，本書就有了存在的價值。

雖然純屬畫蛇添足，不過我仍在此帶上一筆。事實上，本書作者夏川老師是我的高中同學。高中畢業後，我走上行醫之路，以一名精神科醫師的專業支援回歸職場的病人；夏川老師則是身兼作家、講師等多重身分，從「溝通」的角度切入，致力於心理健康的推動，成為專業講座的王牌講師。

去年，我們睽違三十五年後難得再見面，直說要找機會聯手合作，這次見面的幾個月後，就有了本書的企劃。這緣分說來實在不可思議。

容我再添一筆，那就是夏川老師在書中提到的無尾熊餅乾圖案，現實中全都真實存在，有興趣的讀者不妨自行探索。

## 祝福所有打算回歸職場的人得償所願

最後，我要感謝始終支持我的賢內助與孩子們。還有感謝教我體會憂鬱症治療的深奧和趣味所在的師長。我也要感謝站在產業界的立場，願意理解「不依賴藥物的治療」，並支持這一治療理念的資方、人事主管、社會保險勞務顧問、以產業醫為代表的產業保健工作團隊。

參與本書審訂作業的克林和比克，在此公開兩位職能治療師的本名，有田和人先生、角幸一先生，感謝兩位的協助。護理師村井千惠女士平日為我們擔負起患者的健康管理工作，感謝妳。社工師、心理師、其他族繁不及備載的醫療團隊，請讓我在此申致謝忱。今後還請各位鼎力協助，在朝向「永續工作」（sustainable working）目標邁進的路上，多一個人都不嫌少。

由衷期盼本書可以送到那些長期接受藥物治療、卻仍久久無法回歸職場的受苦之人手上，能幫一位是一位；並祝福所有有心回歸職場的人，都能夠得償所願，做到真正的回歸。

感恩大家！

Bohbot- Medical Clinic 院長／精神科醫師　龜廣聰

# 我不是憂鬱症，是心太累

## 身心科名醫教你：不依賴藥物、零復發

作　　者：龜廣聰、夏川立也
譯　　者：胡慧文
校　　對：林芳瑜
美術設計：謝彥如
特約編輯：謝杏仁
插　　畫：謝彥如、蔡靜玫

社　　長：洪美華
總 編 輯：莊佩璇
副總編輯：顧　旻
主　　編：何　喬
出　　版：幸福綠光股份有限公司
地　　址：台北市杭州南路一段 63 號 9 樓
電　　話：(02)23925338
傳　　真：(02)23925380
網　　址：www.thirdnature.com.tw
E-mail：reader@thirdnature.com.tw
排版印製：中原造像股份有限公司
初　　版：2025 年 5 月
郵撥帳號：50130123 幸福綠光股份有限公司
定　　價：新台幣 380 元（平裝）

ISBN 978-626-7254-71-4

總經銷：聯合發行股份有限公司
新北市新店區寶橋路 235 巷 6 弄 6 號 2 樓
電話：(02)29178022 傳真：(02)29156275

國家圖書館出版品預行編目資料

我不是憂鬱症，是心太累！身心科名醫教你：不依賴藥物、零復發／龜廣聰、夏川立也著 -- 初版 . -- 臺北市：幸福綠光，2025.05
面；　公分

ISBN 978-626-7254-71-4（平裝）

1. 憂鬱症　2. 心理治療

415.985　　114003287

FUKUSHOKUGO SAIHATSURITSU ZERO NO SHINRYONAIKA NO SENSEI NI「KUSURI NI TAYORAZU、UTSU O NAOSU HOHO」O KIITEMIMASHITA